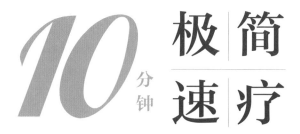

10分钟 极简速疗

按摩、艾灸、刮痧、拔罐

罗云涛　邓旭　主编

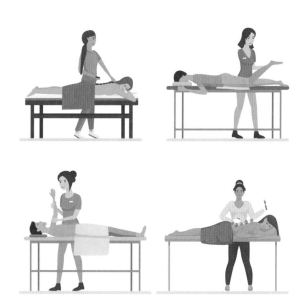

U0388287

黑龙江科学技术出版社
HEILONGJIANG SCIENCE AND TECHNOLOGY PRESS

图书在版编目（CIP）数据

10 分钟极简速疗：按摩、艾灸、刮痧、拔罐 / 罗云涛，邓旭主编 . —— 哈尔滨：黑龙江科学技术出版社 ,2022.8
（10 分钟动起来，养身心）
ISBN 978-7-5719-1428-8

Ⅰ . ① 1… Ⅱ . ①罗… ②邓… Ⅲ . ①按摩疗法（中医）②艾灸③刮搓疗法④拔罐疗法 Ⅳ . ① R24

中国版本图书馆 CIP 数据核字 (2022) 第 099779 号

10 分钟极简速疗：按摩、艾灸、刮痧、拔罐
10 FENZHONG JIJIAN SULIAO：ANMO、AIJIU、GUASHA、BAGUAN

主　　编	罗云涛　邓　旭
策划编辑	深圳·弘艺文化 HONGYI CULTURE
封面设计	
责任编辑	孙　雯
出　　版	黑龙江科学技术出版社
地　　址	哈尔滨市南岗区公安街 70-2 号
邮　　编	150007
电　　话	（0451）53642106
传　　真	（0451）53642143
网　　址	www.lkcbs.cn
发　　行	全国新华书店
印　　刷	哈尔滨市石桥印务有限公司
开　　本	710 mm×1000 mm　1/16
印　　张	11
字　　数	150 千字
版　　次	2022 年 8 月第 1 版
印　　次	2022 年 8 月第 1 次印刷
书　　号	ISBN 978-7-5719-1428-8
定　　价	45.00 元

　　随着人们生活水平越来越高，越来越多的人开始重视养生保健，按摩、艾灸、刮痧、拔罐等传承数千年的中医特色疗法广受推崇。这些中医疗法不仅能缓解颈、肩、腰、背痛等慢性病困扰，还能辅助治疗内科、外科、骨伤科、五官科、小儿科、男科、妇科等多科疾病，治病范围广，不良反应小，经济实用，方便易操作。

　　《黄帝内经》记载："经络不通，病生于不仁，治之以按摩醪药。"按摩疗法，通过运用手的技巧，在人体体表或穴位上以推、拿、按、拍等多种手法连续施力，以达到活血化瘀、疏通经络、调节脏腑、强筋健骨、扶正祛邪、消肿止痛等疗效，强调"由外治内"。

　　《黄帝内经·灵枢·官能》有言："针所不为，灸之所宜。"针灸一般要专业医疗机构才能操作，而艾灸则易学易操作，更适合居家保健。艾灸疗法，是通过在人体体表穴位上燃烧艾炷或艾条等来温热刺激人体，达到温经散寒、滋养气血、排毒清热、通络益气、提升免疫力等功效，强调固阳补虚。

　　郭志邃的《痧胀玉衡》曰："刮痧法，背脊颈骨上下，又胸前胁肋两背肩臂痧，用铜钱蘸香油刮之。"砭石治病法可追溯到远古时候。刮痧疗法就是用手指或各种光滑器具，蘸取刮痧油等辅助原料，在人体表面特定部位反复刮拭，使皮肤局部出现"出痧"现象。刮痧具有理气活血、调节阴阳、舒筋活络、祛邪排毒等作用，是临床常用的一种简易治疗方法，多用于治疗夏秋季时病，强调驱邪排毒。

　　马王堆出土的医书《五十二病方》记载"以小角角之……吹而张角，系以小绳，剖以刀……"这里所说的"角"法即拔罐疗法。拔罐疗法，又称"火罐气""吸筒疗法"等，以罐为工具，利用燃烧物排除罐内空气，造成负压，将罐吸附于穴位部位，产生温热刺激，活血化瘀，达到逐寒祛湿、疏通经络、行气活血、消肿止痛、拔毒泻热等功效，补泻均可。

按摩、艾灸、刮痧、拔罐疗法虽好，但若因方法不当或没有对症使用，反而损害健康，不利于祛病保健。

本书分为按摩速疗、艾灸速疗、刮痧速疗、拔罐速疗四章。每章都包含速疗入门基础知识全解读和高发病对症治疗。从如何取穴到常见速疗手法，从功效到禁忌证，从注意事项到异常处理，都进行了全方面解读，并详细讲述了如何用按摩、艾灸、刮痧、拔罐速疗法取穴治疗对症高发病。

本书内容通俗易懂，易学易操作，包含多种常见病对症速疗法，图文并茂，非常适合居家养生保健，每天抽出10分钟，让您在家也能轻松上手极简速疗！

CONTENTS

chapter
01

养生疗疾保健康——10 分钟按摩速疗

CONTENTS

chapter
02

祛百病居家疗法——10分钟艾灸速疗

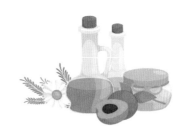

chapter
03

活血化瘀、驱邪排毒——10 分钟刮痧速疗

chapter
04

祛病强身增免疫——10分钟拔罐速疗

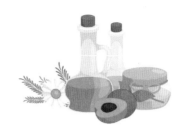

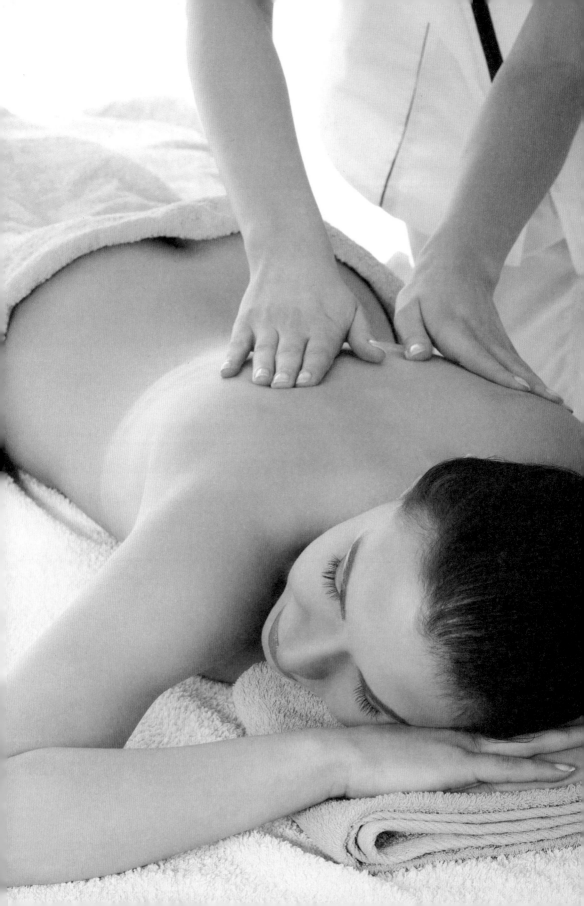

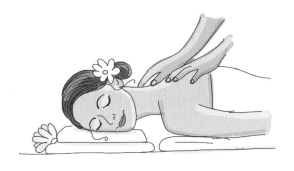

chapter 01

养生疗疾保健康——
10分钟按摩速疗

　　按摩疗法历史悠久，经历了几千年的沉淀和传承，在我国可谓家喻户晓，在医学界及社会上都有广泛的临床应用。按摩速疗简单易学，既无污染又无损伤，长期坚持，功效显著，尤其对于颈椎病、腰酸背痛、疲劳综合征、肩周炎等现代病，按摩完基本都会"立杆见效"。本章主要介绍了按摩入门基础知识以及十几种生活常见病的对症治疗，手把手地教会您10分钟居家按摩速疗。

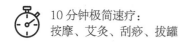
第一节
按摩入门基础知识全解读

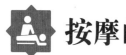 **按摩的特点与功效**

1. 按摩的特点

※ 简单易学，受限制少

按摩速疗操作简单，易学易上手，也不需要复杂昂贵的器具设备，不受场所限制，经济实用，疗效确切，男女老少皆可按摩，尤其深受现代社会上班族的青睐。

※ 三大类按摩各显疗效

按摩速疗一般可分为保健按摩、运动按摩和医疗按摩。

保健按摩：保健按摩是最常见的大众按摩速疗，目的在于调节人体免疫、增强体质、延年益寿等。保健按摩可缓解头颈肩、胳膊、腿足等部位的肌肉酸痛亚健康状态，如中式按摩、日式指压按摩、泰式按摩、足部按摩等。

运动按摩：运动按摩目的在于帮助运动员调节竞技状态，促发潜在体能，取得最优运动成绩。目前已经广泛应用于国内外的一些比赛场合。

医疗按摩：又称推拿疗法，在保健按摩基础上增加康复性治疗。不仅对于一些慢性疾病、功能性疾病疗效显著，还可治疗一些外科病。常见于医院诊所的康复科，致力于治疗后康复，对按摩技师的专业知识和操作技能要求很高。如中医推拿手法、整骨按摩等。

※ 适应范围广，可单疗也可配合其他疗法

按摩速疗的适应范围很广泛，有病可治病，无病则强身健体。速疗方法可单独应用，也可以配合其他疗法应用，如针灸、拔罐、刮痧等。

2. 按摩的功效

按摩身体穴位可通其经脉，调其气血，平衡阴阳，调和五脏六腑，以达祛病健体之目的。每天抽出10分钟进行按摩速疗，不仅可以缓解疲劳疼痛，还可以增强人体免疫力，防病治病。主要功效有以下5点：

※ 活血化瘀

适当的按摩能够活血化瘀、松解粘连、消除痉挛、缓解疼痛，如按摩治疗肩周炎，可消除或缓解局部疼痛。

※ 疏通经络

《黄帝内经》有言："经络不通，病生于不仁，治之以按摩醪药。"《医宗金鉴》亦记载："按其经络，以通郁闭之气，摩其壅聚，以散瘀结之肿，其患可愈。"这就说明按摩确有疏通经络的作用。

按摩理疗通过刺激末梢神经，促进血液、淋巴循环及组织间的代谢过程，调节各组织、器官的功能，提高新陈代谢水平。比如，揉按足三里穴，推脾经，可增加消化液的分泌；按摩胃俞、脾俞和足三里等穴，则能疏通胃经、祛寒止痛，可缓解腹部受寒、胃痛、腹胀及不思饮食等。

※ 调节脏腑

《黄帝内经》中记载："阴胜则阳病，阳胜则阴病。阳胜则热，阴胜则寒。"讲的就是阴阳失调则伤脏腑，疾病便会乘虚而入。按摩速疗以按摩手法调节身体阴阳平衡，保护脏腑功能。比如，用轻揉手法按摩头部，能抑制大脑皮质。反之，如果用较重、较快手法按揉，则能兴奋大脑皮质。按摩

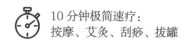

速疗在调节血压、血糖、心率，调节胰岛素和肾上腺素的分泌等方面也有成效。对于糖尿病患者，适当有效的按摩可有效控制血糖值。

脊柱两侧分布着五脏六腑的重要穴位(如 心、肺、肝、胆、脾、胃、肾、大小肠俞，大椎、至阳、命门、阳关、八髎等)，经常按摩肩背腰尻部，可以刺激脊髓神经，调节脏腑，防治腰、脊、脑部的疾病。

※ 强筋健骨

在心、肝、脾、肺、肾五脏中，肾为先天之本，素有"肾主骨"之说。《黄帝内经·素问·阴阳应象大论》指出"肾生骨髓"，髓藏骨腔之中，以充养骨骼，所谓"肾充则髓实"。

而骨质疏松症则属于中医的"肾虚"。小儿先天不足，便容易患上佝偻病；壮年肾气亏损，颈椎、腰椎骨质增生等病症则会横生。常按摩肾俞、关元等穴位，能补肾强骨，通利关节。如果是骨伤患者，按摩速疗可促进关节滑液的代谢，增强关节囊和关节的韧性。

※ 扶正祛邪

中医认为"正气存内，邪不可干"，正气是人体正常功能状态。如果阴阳气血运转失常，则正气受损。如果要增强身体抵抗力，就要扶正祛邪。正如《黄帝内经·灵枢·邪客》中所说，要"补其不足，泻其有余，调其虚实，以通其道而去其邪"。

按摩速疗可通过按摩刺激人体穴位，促进身体的消化和代谢功能，提高肺活量，扶正祛邪，增强体质。按摩在减肥和皮肤保养方面也颇有成效。常按摩关元穴，对于气虚所致的疲乏、活力下降等亚健康状态有极好的防治作用。

按摩的适应证和禁忌证

按摩速疗虽然可治百病，在内外科、妇科、儿科和五官科等方面有很多适应证，但也有禁忌证，有一些病症是不适合按摩的。

1. 按摩的适应证

※ 内科

呼吸系统病症：感冒、发热、咳嗽、肺炎、哮喘、支气管炎等。

神经系统病症：头痛、高血压、卒中后遗症、失眠多梦、神经衰弱、三叉神经痛、抑郁症、眩晕、坐骨神经痛、多发性神经炎等。

消化系统病症：呕吐、胃痛、消化不良、食欲不振、腹泻、腹痛、消化性溃疡、便秘等。

※ 外科

术后康复、颈椎病、疲劳综合征、肩周炎、腰椎间盘突出症、落枕、腰酸背痛、腰肌劳损、腱鞘炎、强直性脊柱炎、关节扭伤、腿抽筋等。

※ 妇科

痛经、月经不调、产后缺乳、闭经、乳腺增生、产后腹痛、乳腺炎等。

※ 五官及皮肤科

近视、急性结膜炎、白内障、鼻炎、耳鸣耳聋、黑眼圈、黑眼袋等。

※ 儿科

感冒、咳嗽、发热、厌食、呕吐、腹泻、便秘、夜啼等。

其他如一些两性疾病及养生养颜等，也可结合按摩速疗。

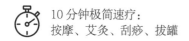
2. 按摩的禁忌证

※ 各种急性类病症

急性高热病症、急性传染病、急性骨髓炎、急性腹膜炎、急性阑尾炎、急性颈部脊椎损伤等。

※ 传染性、皮肤溃疡破损类病症

伤寒、梅毒、淋病、脑膜炎、痢疾、结核性关节炎、传染性皮肤病、皮肤湿疹、水火烫伤、皮肤溃疡以及各种疮疡等。

※ 特殊生理期

女性处于特殊生理期或怀孕期，不宜按摩。

※ 体弱多病、高龄气虚、恶性贫血

久病体弱者、高龄气虚者、严重恶性贫血患者都慎用头部按摩。

※ 脑部疾病、癌症等

严重心血管疾病，肾衰竭、心力衰竭和肝坏死等器官功能衰竭，脑栓塞、急性脑出血，各种癌症等。

※ 中毒症状

食物中毒、药物中毒、煤气中毒、毒蛇咬伤、狂犬咬伤等。

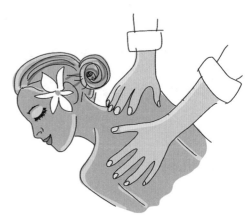

按摩穴位时遵循的原则

按摩速疗主要取穴位按摩，不同的穴位按摩力度和受力快慢也各不相同。按摩看似简单，但速度、力度、时间也要掌握适中原则，才能取得更好的功效。具体如下：

1. 速度适中

按摩穴位时，手法速度要适中，由慢逐步加快，给身体一个适应的过程。均匀适中的按摩速度，身体受力更好，也更放松。

2. 力度适中

按摩时可以先轻后重，逐渐加大力量。力度过小起不到应有的刺激作用，过大易使人产生疲劳，且易损伤皮肤。

每个人的身体耐受力不一样，身体素质不一，所以按摩的力度因人而异。胖一点儿的人身体耐受力更强，力度略重才能达到治疗的效果。年轻人力度可大些，老人、小孩力度要减小。

此外，不同的身体部位对按摩的力度要求不一样，如腰、臀、腿、背力度可大一点，可深按或重按；胸前、腹部力度则需适中；脑部按摩更需谨慎，力度要轻柔一些；肾部则不能猛烈拍打或击打。

3. 时间适中，持之以恒

按摩速疗治病不像西医西药立竿见影，需要积以时日才逐渐显出效果来，所以应有信心、耐心和恒心。另外，还要掌握按摩的时间，每次以10~30分钟为宜。最好早晚各一次，如清晨起床前和晚上临睡前。

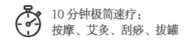

 # 5种简易准确取穴法

人体除脏腑外，有许多经络穴位。穴位又称"腧穴"，主要包括经穴、奇穴、阿是穴，是人体脏腑经络之气输注于体表的特殊部位。"腧"即"输"，有传输、输注的意思，"穴"即空隙。《黄帝内经》中记载的"以痛为输（腧穴）""疾按之应手如痛，刺之"等即意为对症取穴，是中医按摩上千年的智慧总结。

按摩速疗取穴位对症按摩，效果更加显著。如果穴位不准，按摩不仅事倍功半，甚至会适得其反。因此，快速准确地找准穴位是按摩速疗的关键。很多人觉得找穴位太难，其实掌握了以下5种简易准确取穴法，对症取穴按摩即可轻松上手。

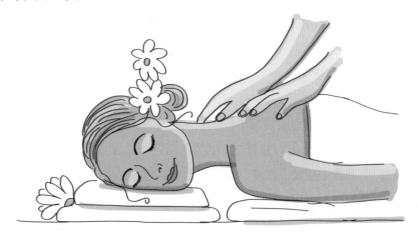

1. 感知定位取穴法

先介绍一种最简便易学的感知定位取穴法。这种方法常用于阿是穴的取穴，易上手，在家便能轻松按摩速疗。

阿是穴，又称天应穴、压痛点。此类穴位通常既不是经穴，也不是奇穴，只是按压痛点取穴。既无具体的穴位名称，又无固定的位置，一般在病变部位附近，也可在距离病变部位较远的地方。按摩阿是穴，可刺激经络阻滞处，按摩功效反而要比固定穴位明显。

我们可用手指感知身体的异常部位，如果有硬结、痛感、不舒服等感觉，那么这个地方一般可作为取穴范围。尤其有酸麻胀痛等感觉的部位，就可以作为阿是穴。同时，也可以根据相应部位皮肤的变化来取穴，如出现斑点、颜色改变、变硬、肿胀、条索状结节等。

2. 简易取穴法

这种取穴法也简单易行，多用于找腧穴，常作为一种辅助性的取穴方法，比较适用于居家按摩速疗。例如：

百会穴：前发际正中直上与两耳尖直上在头顶正中相交处。

劳宫穴：握拳时中指所抵的掌心处。

列缺穴：两手虎口自然平直交叉，食指伸直压在另一只手的桡骨茎突上，食指尖下的凹陷处。

风市穴：立正姿势，手臂自然下垂，中指指尖所对的大腿外侧中线处。

3. 手指同身寸取穴法

主要选取患者本人手指的某一部分作为长度单位来量取穴位，简单说就是用手指比量取穴，也是中医临床常用的取穴法之一。患者有高矮胖瘦，故有医者用自己手指根据患者体型加减进行部位取穴。

※ 拇指同身寸

拇指指间关节的横向宽度为1寸，此方法适用于四肢部位取穴。

※ 中指同身寸

中指中节屈曲，内侧两端纹头之间作为1寸。一般只适用于下腹部和小腿部的取穴。

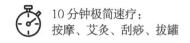
※ 横指同身寸

分为二指横寸、三指横寸、四指横寸。多用于四肢、下腹及背部的直寸取穴。

二指横寸： 又称"二横指"，食指和中指二指指腹横宽为 1.5 寸。

三指横寸： 又称"三横指"，食指、中指和无名指并拢，三指指腹横宽为 2 寸。

四指横寸： 又称"一夫法"，食指、中指、无名指、小指并拢，四指横向宽度为 3 寸。

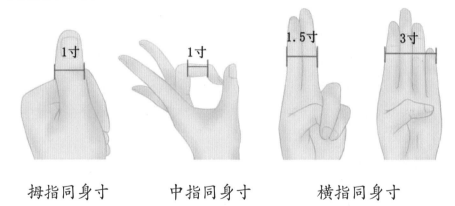

拇指同身寸　　　中指同身寸　　　横指同身寸

4. 骨度分寸取穴法

《黄帝内径·灵枢·骨度》中记载了人体的各部位骨骼尺寸，被后人用作量取穴位的折算长度标准，称"骨度法"。主要以患者骨节为标志测量周身各部位的大小、长短，按比例折算尺寸作为取穴标准。

例如：眉间（印堂）到前发际正中为3寸，前后发际间为 12 寸，耳后两乳突间为 9 寸，两乳头间为 8 寸，胸骨体下缘至脐中为 8 寸。脐孔至耻骨联合上缘为5寸，腋前（后）横纹至肘横纹为9寸等。

5. 人体标志参考取穴法

主要利用分布于全身体表的肌肉标志和骨骼标志来参考取穴，一般分为活动标志法和固定标志法。

※ 活动标志法

主要是指利用关节、肌肉等随着人体活动而出现的孔隙、凹陷、皱纹等标志来取穴的方法。这种取穴法需要做出相应的动作姿势。

例如，闭口取颧弓和下颌切迹之间的凹陷处为下关穴；张口则取耳屏前的凹陷处为耳门穴、听宫穴、听会穴；屈肘在肘横纹头处取曲池穴；外展上臂时在肩峰前下方的凹陷中则取肩髃穴；将拇指竖起，当拇长、拇短伸肌肌腱之间凹陷中取阳溪穴。

※ 固定标志法

主要是指利用身体的五官、毛发、指（趾）甲、脚踝、乳头、肚脐或骨节凸起、凹陷及肌肉隆起等固定标志来取穴的方法。一般可参考人体穴位图来定位取穴。

例如：肚脐中央为神阙穴，两乳头连线中点是膻中穴，鼻尖取素髎穴，两眉中间取印堂穴，低头后颈部第七颈椎棘突下是大椎穴等。

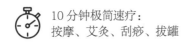

12 种常见按摩基础手法

按摩的手法有很多种，常用的有推法、按法、压法、点法、揉法、捏法等。根据不同的部位和病症选用不同的按摩手法，治疗功效更佳。

本章主要介绍推法、按法、揉法、捏法、拿法、滚法、压法、运拉法、掐法、拍打法、摩法、点法等常用易操作的12种按摩基础手法。

1. 推法

※ 手法介绍

推法主要以手、肘等部位在身体上进行单方向的直线推动，是临床常用的手法之一，也非常适于居家自我按摩。

推法根据用力的大小，又分轻推法和重推法。轻推法可用于开始和结束时，也可以结合其他手法轮换使用，可镇静止痛，缓和不适感。重推法可用于按摩的不同阶段，具有疏通经络筋脉、活血散瘀、缓解痉挛等作用。

※ 适用部位

该手法基本适用于全身各部位，如头面、四肢、胸腹等。

※ 主要功效

具有疏风散寒、活血化瘀、理气止痛、疏经通络、消积导滞、舒缓肌肉疲劳、调和面部气血、减缓皱纹生成等功效。

※ 操作要领

用指或掌等部位着力于被按摩的部位上，向上或向两边推挤肌肉。用力必须均匀适中，做直线或沿肌肉方向推之，一般推3~5次。

轻推用力小，重推用力大，做全掌重推法时，四指并拢，拇指分开，要求掌根着力，虎口稍抬起，必要时可用另一手掌重叠按压于手背上，双手同时向下加压，沿着淋巴液流动的方向向前推动。

指、掌等着力部分要紧贴皮肤，用力稳且均匀，切忌用蛮力，以免损伤皮肤。

2. 按法

※ 手法介绍

用指、掌或肘深压于体表一定部位或穴位。按法又分指按法、掌按法、肘按法3种。

指按法：指面着力按压体表某一部位或穴位。

掌按法：用单掌、双掌掌面或掌根或双掌重叠按压体表某一部位。

肘按法：以肘尖代替指或掌，着力于施术部位进行按压。

※ 适用部位

指按法适用于全身各部位穴位，掌按法常用于腰背及下肢部位穴位，肘按法力度更大，适用于体形较胖的人、肌肉丰厚的部位。

※ 主要功效

具有疏通经络、调节气血、放松肌肉、镇静止痛的作用。

※ 操作要领

指按法穴位要准确，用力以病人有酸、胀、热、麻等感觉为度。

用按法须紧贴被按摩部位，由轻而重，逐渐用力，稳而持续，按而留之，使力达组织深部。

3. 揉法

※ 手法介绍

用手的不同部位，如指、掌、肘部等着力于按摩部位上，做圆形或螺旋形的揉动，带动皮下组织随手指或掌的揉动而滑动。一般可分为指揉法和掌揉法。

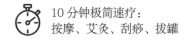

※ 适用部位

揉法比较轻柔，刺激小，适用于全身各部位。一般而言，指揉法多用于眼睛周围、关节、肌腱部位等。全掌或掌根揉法，多用于上腹部、腰背部和肌肉肥厚部位等。

※ 主要功效

具有缓解肌肉痉挛、活血化瘀、舒筋通络、消积导滞、养气益血、改善新陈代谢、消肿止痛的作用。

※ 操作要领

将手指螺纹面或掌面放在按摩穴位上，以腕关节连同前臂或整个手臂做轻柔缓和的回旋揉动。以揉法按摩时，指或掌要紧贴体表部位，手腕放松，不要过分牵扯周围皮肤。

4. 捏法

※ 手法介绍

捏法就是用拇指和其他手指合力提捏身体某一部位的皮肤和肌肉。

※ 适用部位

多用于头颈部、脊椎部、腰背部、四肢部等。

※ 主要功效

具有调和阴阳、增补元气、健脾和胃、行气活血的作用，常用于治疗食欲不振、消化不良、腹泻、失眠及小儿疳积等症。

※ 操作要领

和拿法相似，但捏法要将皮肤肌肉捏住提起来。注意捏提皮肤时双指或手交替捻动，向前推进。

5. 拿法

※ 手法介绍

以手任意一指或四指对称用力，逐渐用力提拿揉捏某一部位或穴位。一般包括三指拿和五指拿等。

※ 适用部位

拿法刺激性较强，多用于颈项、肩背、四肢等肌肉筋腱较厚的部位等。

※ 主要功效

具有疏通经络、缓解肌肉酸胀和痉挛、消除全身疲劳、调和阴阳、祛风散寒、泄热止痛等作用。临床上，按摩风池等穴位及颈项两侧部位，可治疗外感头痛，也可用于运动按摩振奋精神。

※ 操作要领

用拇指和食指、中指指端对患部或穴位做对称用力、由轻而重来回拿按。用拿法时肩臂要放松，手腕要灵活，用指面相对用力提拿。

拿法刺激强度较大，持续时间宜短，次数宜少，可和按法、揉法结合运用，以舒缓强刺激引起的不适。

6. 滚法

※ 手法介绍

用手背近小指侧部分或小指、无名指、中指的掌指关节突起部分着力，附着于一定部位上，持力作用于被按摩部位。可分为小鱼际滚法和手背滚法等。

※ 适用部位

滚法施用面广，压力较大，适用于肩背部、腰骶部及四肢部等肌肉丰厚的部位，常用于治疗运动损伤及消除肌肉疲劳。

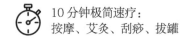
※ 主要功效

具有活血散瘀，滑利关节、祛瘀止痛，促进血液循环、消除肌肉疲劳，增强肌肉、韧带的活动能力和柔韧性等作用。

※ 操作要领

肩臂和手腕要放松，肘关节微屈，用力均匀，一般滚法频率在每分钟约150 次为佳。

7. 压法

※ 手法介绍

一般以手指、掌面或肘尖为着力点来对体表的治疗部位进行按压。有指压法、掌压法和肘压法。

※ 适用部位

常用于胸背、腰臀以及四肢等部位。

※ 主要功效

具有疏通经络、活血止痛、镇惊安神、祛风散寒、舒展肌筋等作用。

※ 操作要领

用拇指或掌面用力按压穴位，一边用力按压，一边以顺时针方向或由上而下进行滑动。肘关节压法则以肘尖部为着力点进行按压，肘压力量以患者能够忍受为原则。压法常规操作1~3 分钟。

8. 运拉法

※ 手法介绍

一手握住关节远端肢体，另一手握住关节近端肢体，在关节的生理活动范围内做被动性运动。常在按摩的最后阶段使用。

※ 适用部位

适用于肩、肘、腕、髋、膝、踝等关节部及颈腰部等。

※ 主要功效

具有滑利关节、舒筋活血、增进关节活动幅度、消除关节屈伸不利、缓解疲劳酸痛等作用。

※ 操作要领

运拉动作要缓和，用力要稳，动作幅度要在生理活动范围内做到由小到大。

9. 掐法

※ 手法介绍

用手指指尖用力按压穴位。用力较重而刺激面积较小，是开窍解痉的强刺激手法。

※ 适用部位

一般用于人中等面部、四肢肢端较敏感的穴位。

※ 主要功效

具有消除局部肿胀、镇静安神、开窍醒神、行气通络等作用。常用于晕厥、惊风、抽筋等急救病症，是穴位按摩常用的手法。

※ 操作要领

用拇指或食指指甲在穴位上反复垂直向下掐按。
用于急救时，手法宜重、快，但要防止指甲刺破皮肤。
用于点掐穴位时，可配合揉法运用，以缓解不适感。

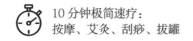

用于局部消肿时，由肿胀部位远心端逐渐向近心端移动，用力不可过大。

10. 拍打法

※ 手法介绍

用手掌或手侧面等部位拍打体表。拍打法在临床上较为常用，多作为治疗的辅助手法。

※ 适用部位

可用于全身各部位，不过胸腹部却极少应用，常用于肩背部、腰骶部、臀部及大腿部等。

※ 主要功效

具有舒经活络、调和气血、缓解痉挛、消除疲乏等作用。

※ 操作要领

拍打时，两手半握拳或五指并拢形成空心掌，掌心向下，两手连续地上下左右交替拍打，频率要均匀。缓慢拍打法常用于运动后消除疲劳，急切拍打法则可用于运动前提高神经肌肉兴奋性。

11. 摩法

※ 手法介绍

用掌面、指面等部位，以腕部关节带动前臂，做缓和、有节律的环形抚摩活动，一般包括指摩法和掌摩法。主治食积胀痛、气滞血瘀、消化不良、痛经、胸肋迸伤、肢体麻木、小儿发热等病症。

※ 适用部位

多用于胸、腹、腿、面等部位。

※ 主要功效

具有和中理气、消积导滞，调节肠胃蠕动，活血化瘀、镇静催眠、消肿止痛等作用。

※ 操作要领

在按摩开始或结束时都可运用此法，可有效减轻疼痛或不适，可结合揉法、推法、按法等手法。

操作时指或掌不要紧贴体表，可在体表做回旋性的摩动，力度温和，可沿顺时针或逆时针方向做均匀往返的连贯操作。频率根据病情的需要而定，一般慢的30~60次/分，快的100~200次/分。

12. 点法

※ 手法介绍

以各指指端、肘部或屈指关节突处，按压在人体某一部位或穴位上，并逐渐用力下压。点法分为拇指点法、中指点法、食指点法和指节背点法。

※ 适用部位

常用于胸腹部、背腰部、四肢、臀等组织肥厚部位。

※ 主要功效

具有疏通经脉、调理脏腑、活血化瘀、祛散风寒、开导闭塞等作用。

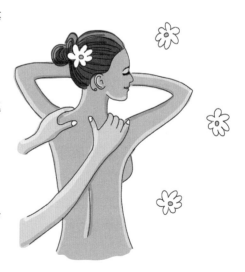

※ 操作要领

用拇指顶端，或中指、食指之中节，拇指之桡侧，点按某一部位或穴位。常结合按法使用，如点按太冲等。

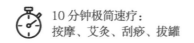
按摩的注意事项及异常反应处理

1. 注意事项

进行按摩速疗时还应注意以下几个问题，以免出现不良反应。

※ 在出现极端情绪时，不宜进行按摩速疗，建议在轻松舒服的心理状态下按摩。

※ 按摩时间宜在饭后2小时后，饱食之后不要急于按摩。

※ 按摩前做好准备。注意个人卫生以及勤修指甲，不戴戒指、手链、手表等硬物，以免划伤皮肤。同时注意室温及被按摩部位保暖。

※ 可先在按摩部位涂抹一些皮肤润滑剂，如按摩膏、精油、凡士林等，以免按摩时过度刺激皮肤。

※ 明确病症、穴位、手法，做到心中有数，考虑全面，有中心、有重点。

※ 采用舒服的按摩体位，有利于各种手法的操作。

※ 按摩不宜用力过猛。一旦出现头晕、心慌、胸闷等症状，应立即停止按摩，采取休息、饮水等措施。

※ 按摩力度由轻而重，按摩次数由少到多，按摩的穴位数逐渐增加。

2. 异常反应处理

按摩后一般会感到全身轻松舒适，有些颈肩背等部位按摩后会有不同程度的疲劳疼痛感，这是常见反应。按摩后要注意适当休息，避免寒凉刺激，更不要再度损伤。

但极个别患者可能会出现一些不良反应，如晕厥、疼痛加重等，本部分主要介绍出现异常反应时应如何做出准确快速的处理。

※ 疲乏

若过度疲乏，按摩后可多喝水，一般休息后可恢复，亦可配合头面部手法操作，如推抹前额，刮眼眶，按揉太阳穴、风池穴及肩颈等缓解疲乏现象。

※ 岔气或肌肉损伤

体位不舒适，按压用力过猛，患者肌肉紧张都可能造成肌肉损伤或者岔气。当出现岔气时，要请人配合自己的呼吸对上肢进行牵拉，或者推压后背以减轻痛感。对于肌肉损伤，用红花油轻涂血瘀处一两次即可。

※ 皮肤破损

若局部出现皮肤发红、疼痛、破裂等现象，应立即停止按摩，同时做好皮肤消毒和保护，以免发生感染。

※ 皮下出血

由于按摩手法过重，或时间过长，或本身有血小板减少症，或老年性毛细血管脆性增加，在按摩部位可能出现皮下出血。如果只是局部出现，一般不必处理，若局部青紫严重，待出血停止后可用按摩法消肿散瘀。

※ 晕厥

若突然出现头晕目胀、心慌气短、胸闷泛呕、四肢出冷汗，甚至晕倒等现象，应该立即停止按摩，患者取头稍低位，轻者静卧片刻或服温开水或糖水后即可恢复，重者可配合掐按人中、老龙、十宣穴或送医就诊。

※ 骨折

按摩用力要先轻后重，不要用蛮力随意重压猛拍。若手法过重或过于粗暴导致骨折，应该立即停止按摩，按骨折处理原则及时整复固定。

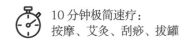

第二节
生活常见病对症按摩速疗

风寒感冒

非由病毒引起的感冒，中医统称为"伤风"。风寒感冒多发于秋冬季节，体质较弱者容易患感冒，常见的临床症状有鼻塞、流涕、咳嗽、头痛、恶寒发热、全身酸楚等，病情较轻的患者病程较短，3~5天可自行痊愈。严重者会引起并发症，如并发肺炎、心肌炎、急性肾炎等，主要由于患者起居失常、冷暖不调、涉水淋雨、过度疲劳或酒后当风等原因导致机体抵抗力下降而发病。症状轻重与人的体质强弱密切相关，坚持自我保健按摩可以增强体质，预防感冒，患者平时应注意保暖，防止受凉，感冒期间多饮温开水，多休息。注意：感冒未好转且症状加重者应及时就医。

极简速疗特效穴位　迎香　印堂　太阳　风池

1. 迎香：宣肺通窍，缓解鼻塞

☆ **定位**：位于鼻翼外缘中点旁，当鼻唇沟中间。

☆ **按摩方法**：用双手食指指腹点按两侧迎香100次，以局部有酸痛感为度。

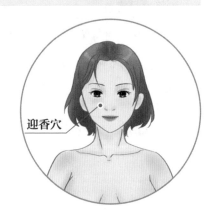

迎香穴

2.印堂：清头明目，通鼻开窍

☆ **定位：** 位于两眉头连线的中点处。

☆ **按摩方法：** 用食指指腹揉按印堂约3分钟，力度适中，直至症状减轻即可。

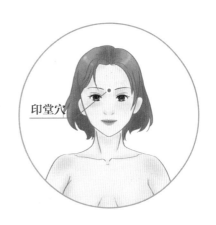

3.太阳：清肝明目，通络止痛

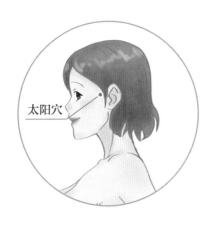

☆ **定位：** 位于耳郭前面，前额两侧，外眼角延长线的上方。

☆ **按摩方法：** 患者双目自然闭合，呈放松状态，将双手掌根贴于太阳，做轻缓平和的揉动，约30次，可先在太阳处涂少量风油精。

4.风池：祛风散寒，宣肺解表

☆ **定位：** 枕骨下，胸锁乳突肌与斜方肌上端之间的凹陷中。

☆ **按摩方法：** 用拇指按揉风池约30次，然后用拇指和其余四指相对，拿捏颈筋2分钟。

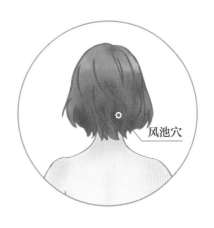

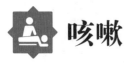

咳嗽

　　咳嗽是呼吸系统疾病的常见症状之一。导致咳嗽的原因有很多，包括上呼吸道感染、支气管炎、肺炎、喉炎等。主要症状为痰多，色稀白或痰色黄稠、量少，喉间有痰声，似水笛哮鸣音，易咳出，喉痒欲咳等。如果咳嗽不停，由急性转为慢性，常给患者带来很大的痛苦，如胸闷、咽痒、喘气等，也会影响肺部。

　　中医认为"五脏六腑皆令人咳"，有声无痰为咳，有痰无声是嗽，临床中多为痰声并见，就合称为咳嗽。咳嗽症状有干咳无痰、咳嗽痰黄，还有的伴有咽痒痛、喉中鸣响，进而引发哮喘等。通过按摩穴位可以缓解或治疗咳嗽症状。但如果慢性咳嗽时间很长，按摩后仍不见好转，建议及时就医，排查肺部情况。

极简速疗特效穴位	膻中　定喘　肺俞　天突

1. 膻中：宽胸理气，祛邪止咳

☆ **定位：** 位于胸部，当前正中线上，平第四肋间隙，两乳头连线的中点。

☆ **按摩方法：** 用手掌大鱼际或掌根贴于膻中，每天早晚左右手轮流按摩穴位，逆时针揉按，以有酸痛感为度。每次按摩约100次，1~3分钟。

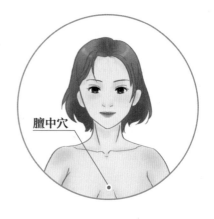

膻中穴

2. 定喘：通利肺气，止咳平喘

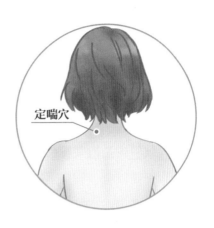

☆ **定位：** 俯卧或正坐低头，在第七颈椎棘突下，旁开 0.5 寸。

☆ **按摩方法：** 双手伸到颈后，食指、中指并拢，食指附着于定喘上，用两指的指腹环形按揉穴位。每次按摩约 100 次，1~3 分钟，以局部出现酸痛感为宜。

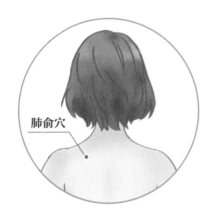

3. 肺俞：调补肺气，补虚清热

☆ **定位：** 第三胸椎棘突下，旁开 1.5 寸（两横指）。

☆ **按摩方法：** 将食指紧并于中指，手指指腹放于肺俞上环形按揉。每次按摩约 150 次，1~3 分钟。

4. 天突：宣通肺气，化痰止咳

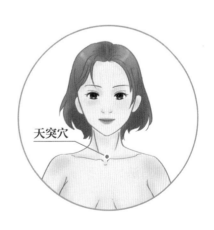

☆ **定位：** 在颈部，当前正中线上，胸骨上窝中央。

☆ **按摩方法：** 用食指指腹按揉穴位，可边按摩边做吞咽动作，以局部有酸痛感为度。每次按摩约 50 次，1~3 分钟。

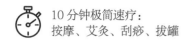
支气管炎

支气管炎是指气管、支气管黏膜及其周围组织的慢性非特异性炎症，临床上以长期咳嗽、咳痰、喘息以及反复呼吸道感染为特征。一般可分为急性支气管炎和慢性支气管炎。急性支气管炎初期常表现为上呼吸道感染症状，患者通常有鼻塞、流清涕、咽痛和声音嘶哑等临床表现。可出现低热、畏寒、周身乏力，自觉咽喉部发痒，并有刺激性咳嗽及胸骨后疼痛。患者晨起时或夜间咳嗽比较厉害，全身症状可在 4~5 天内消退，但咳嗽有时可延长数周。慢性支气管炎则为排除慢性咳嗽等原因后，患者每年慢性咳嗽、咳痰 3 个月以上，并连续两年。本病早期多无特殊体征，长期发作可能出现肺气肿征象。一般会有反复咳嗽、咳痰、气喘、反复感染等症状。急慢性支气管炎患者，应保持良好的空气流通，室内湿度适宜，加强体育锻炼，增强体质，提高呼吸道抵抗力。生活中需要注意饮食清淡，忌辛辣荤腥。季节更替和寒冷时节注意保暖。

极简速疗特效穴位　　大椎　中府　尺泽　俞府

1. 大椎：清热解表，补虚益气

☆ **定位：** 位于后正中线上，第七颈椎棘突下凹陷中。

☆ **按摩方法：** 用手掌大鱼际按揉大椎约100 次，2~3 分钟，以透热为度。

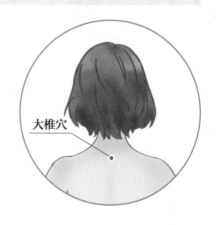

大椎穴

2. 中府：清泻肺热，止咳平喘

☆ **定位：**位于胸前壁的外上方，云门下1寸，平第一肋间隙，距前正中线6寸。

☆ **按摩方法：**将双手拇指指腹放在两侧中府上，适当环形按揉100次左右，出现酸胀感为佳。

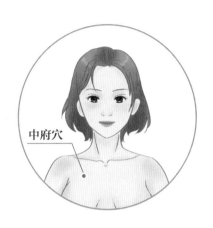

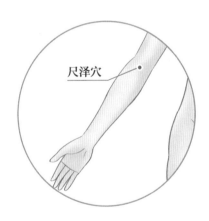

3. 尺泽：泻火降逆，清热和中

☆ **定位：**位于肘横纹中，肱二头肌肌腱桡侧凹陷处。

☆ **按摩方法：**伸臂向前，稍弯曲，另一手掌轻托住肘部，弯曲拇指，以指腹按压。约按摩150次。

4. 俞府：止咳平喘，和胃降逆

☆ **定位：**在胸部，当锁骨下缘，前正中线旁开2寸（约3指）。

☆ **按摩方法：**站立，举起双手，用拇指的指尖垂直按揉穴位1~3分钟。

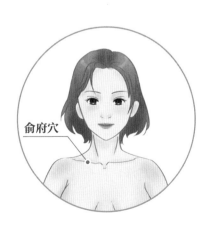

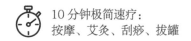

头痛

　　头痛是生活中很常见的病症。发作起来常常很痛苦，痛感有轻有重，时间持续也有长有短。有些头痛短时间会自行恢复，有些头痛则其实是重病的前兆，如高血压、动脉硬化患者头痛突然加剧，尤其是伴有呕吐时，须警惕脑出血的发生。头痛的常见症状有胀痛、闷痛、撕裂样痛、针刺样痛，部分伴有血管搏动感及头部紧箍感，以及发热、恶心、呕吐头晕、食欲不振、肢体困重等。引起头痛的病因繁多，如神经痛、颅内感染、脑血管疾病、中毒等。应查明病因后对症治疗，不可盲目止痛，以免掩盖病情。青年、中年和老年均有发病。

　　中医认为，头为"诸阳之会，百脉所通"，既有经络相连，又有眼、耳、鼻、口诸窍。头痛可由风邪、积热、肝阳上亢、痰湿和体质虚弱等原因引起。按摩相关穴位能疏经活络，益气养血，平肝祛风，通络止痛。

| **极简速疗特效穴位** | 列缺　印堂　百会　风池 |

1. 列缺：通经活络，祛风止痛

☆ **定位：**在前臂桡侧缘，桡骨茎突上方，腕横纹上1.5寸处，当肱桡肌与拇长展肌肌腱之间。

☆ **按摩方法：**用指腹揉按列缺50次左右，力度适中。

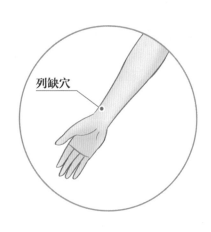

列缺穴

2.印堂：清头明目，通行气血

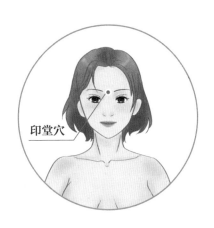

☆ **定位：** 位于额部，当两眉头之中间。

☆ **按摩方法：** 两手中指点按在印堂上，以顺时针方向做回旋动作 1~3 分钟。

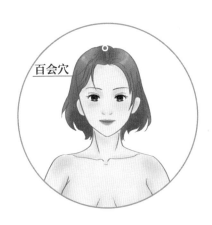

3.百会：醒脑开窍，安神定志

☆ **定位：** 在头顶正中线与两耳尖连线的交点处。

☆ **按摩方法：** 用中指指腹按揉百会，感到酸胀时做顺时针揉动 20 次。

4.风池：祛风解表，疏经通络

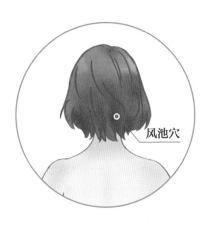

☆ **定位：** 位于项部，当枕骨之下，胸锁乳突肌与斜方肌上端之间的凹陷处。

☆ **按摩方法：** 用拇指与食指、中指相对捏住风池，上下拿捏，按摩 50 次左右。

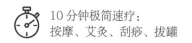

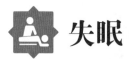 # 失眠

失眠是指无法入睡或无法保持睡眠状态，即睡眠失常。轻者入睡困难，时睡时醒；重者可彻夜失眠。失眠严重影响了人们的日常生活，睡眠不足会导致内分泌紊乱，也会加重或诱发心悸、胸痹、眩晕、头痛、中风等病症。失眠按病因可划分为原发性和继发性两类。失眠患者的临床表现包括睡眠过程的障碍、日间认知功能障碍、大脑边缘系统及其周围的自主神经功能紊乱，以及短期内体重下降，免疫功能降低和内分泌功能紊乱等。失眠患者平常应放松心情，听舒缓的音乐或热水泡脚等有助睡眠。

中医认为，失眠皆因思虑过多、饮食不节、气血不足、心神失养等导致。坚持长期按摩相关穴位能补益心、脾、肾，镇惊安神，对顽固性失眠有较好的治疗作用。对于某些器质性病变引起的失眠，按摩的同时配合药物治疗，功效也很显著。

极简速疗特效穴位　神门　内关　涌泉　气海

1. 神门：宁心安神，通经活络

☆ **定位：**在腕部，腕掌侧横纹的尺侧端，尺侧腕屈肌肌腱的桡侧凹陷处。

☆ **按摩方法：**用拇指指腹按揉神门，力度由轻渐重，掐揉1~2分钟。

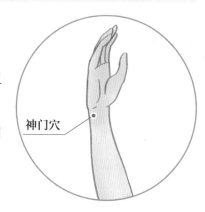

神门穴

2.内关：养心安神，宽胸理气

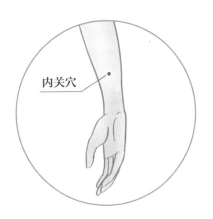

☆ **定位**：位于前臂正中，腕横纹上 2 寸，在桡侧腕屈肌肌腱和掌长肌肌腱之间。

☆ **按摩方法**：将拇指指腹放于内关上揉按，以局部有酸痛感为宜。

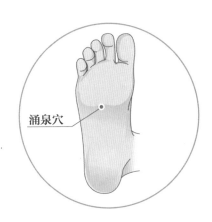

3.涌泉：滋阴益肾，平肝熄风

☆ **定位**：位于足底部，蜷足时足前部凹陷处，约当足底第二、三趾趾缝纹头端与足跟连线的前 1/3 与后 2/3 交点上。

☆ **按摩方法**：用拇指指腹或手掌来回推按穴位，用同样的方法按摩另一侧穴位，按摩约 100 次，以有热感为度。

4.气海：益气助阳，调经固精

☆ **定位**：在下腹部，前正中线上，当脐中下 1.5 寸。

☆ **按摩方法**：用拇指指腹揉按气海，力度略重，按揉约 150 次，1~3 分钟。

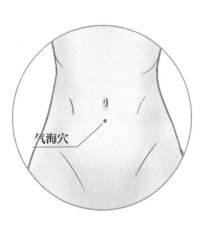

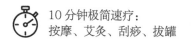
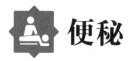 # 便秘

便秘是临床常见的复杂症状，而不是一种疾病，指大便秘结不通或排便时间延长或虽有便意但排便困难的一种症状。主要是指排便次数减少、粪便量减少、粪便干结、排便费力等。便秘是老年人常见的症状。饮食不当、精神心理因素、滥用泻药、结肠运动功能紊乱、全身性病变、年老体虚等都可引起功能性便秘。坚持体育锻炼，养成良好的排便习惯，保持心情愉悦，合理饮食，多补充麦麸、水果、蔬菜、燕麦、玉米、大豆等膳食纤维有利于预防便秘。

中医认为，便秘多由患者体内气血虚弱、阴寒凝结、气机郁滞所导致。根据患者的不同症状表现将便秘分为热秘、冷秘、气秘、虚秘。通过按摩相关穴位可达到治疗便秘的效果。

极简速疗特效穴位　脾俞　胃俞　支沟　上巨虚

1. 脾俞：健脾和胃，利湿升清

☆ **定位：** 在背部，当第十一胸椎棘突下，旁开 1.5 寸。

☆ **按摩方法：** 将拇指指腹放在脾俞上，适当用力按揉 1~3 分钟。

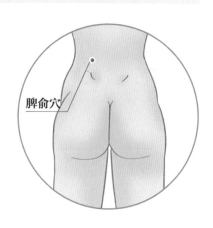

脾俞穴

2. 胃俞：和胃健脾，理中降逆

☆ **定位**：在背部，当第十二胸椎棘突下，旁开 1.5 寸。

☆ **按摩方法**：食指、中指并拢，将两指指腹放于胃俞上，环形按揉 3 分钟。

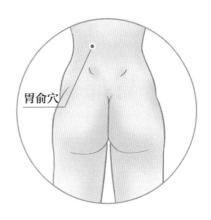

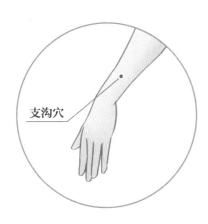

3. 支沟：通便肠腑，清利三焦

☆ **定位**：位于前臂背侧，当阳池与肘尖的连线上，腕背横纹上 3 寸，尺骨与桡骨之间。

☆ **按摩方法**：将拇指指尖放于支沟上按压约 150 次，1~3 分钟。

4. 上巨虚：理脾和胃，疏经调气

☆ **定位**：位于小腿前外侧，当犊鼻下 6 寸，距胫骨前缘一横指（中指）。

☆ **按摩方法**：将拇指指尖放于上巨虚上，微用力压揉约 50 次，1~3 分钟。

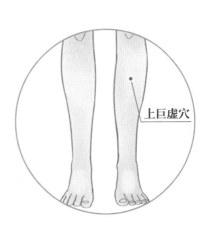

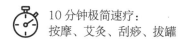
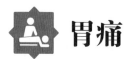 # 胃痛

胃痛，又称胃脘痛，是中医病症名，指上腹胃脘部近心窝处发生疼痛，是临床上一种很常见的病症。常见于急慢性胃炎，胃、十二指肠溃疡，胃黏膜脱垂，胃下垂，胰腺炎，胆囊炎及胆石症等。胃痛多由外感寒邪、饮食所伤、情志不畅和脾胃素虚等因素而引发。

《医学正传》中说："浊气在上者涌之，清气在下者提之，寒者温之，热者寒之，虚者培之，实者泻之，结者散之，留者行之。"胃气郁滞、失于和降是胃痛的主要病因，治疗胃痛需理气和胃，按摩相关穴位便可缓解疼痛。

极简速疗特效穴位　手三里　足三里　中脘　太白

1. 手三里：通经活络，调理肠胃

☆ **定位：**位于前臂背面桡侧，当阳溪与曲池的连线上，肘横纹下 2 寸。

☆ **按摩方法：**拇指对准穴位，用指腹垂直按揉穴位。按摩约 50 次。

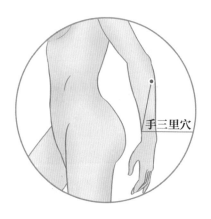

手三里穴

2.足三里：生发胃气，燥化脾湿

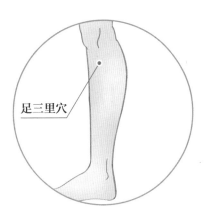

足三里穴

☆ **定位：** 位于小腿前外侧，当犊鼻下 3 寸，距胫骨前缘一横指（中指）。

☆ **按摩方法：** 将拇指指腹放于足三里上，其余四指附于小腿腿腹上，微用力压揉 3~5 分钟。

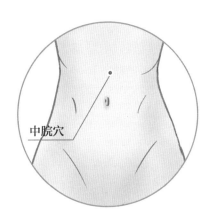

中脘穴

3.中脘：和胃健脾，降逆利水

☆ **定位：** 位于上腹部，前正中线上，当脐中上 4 寸。

☆ **按摩方法：** 左手中指指腹置于穴位上，右手中指指腹按压在左手中指的指甲上，两手中指同时用力揉按穴位。按摩约 150 次。

4.太白：健脾和胃，理气止泻

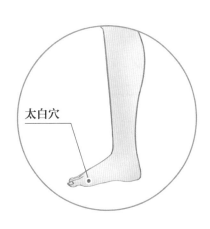

太白穴

☆ **定位：** 在足内侧缘，当足大趾第一跖趾关节后下方赤白肉际凹陷处。

☆ **按摩方法：** 拇指置于穴位上，用指腹垂直按压穴位，按揉 100 次左右，1~3 分钟。

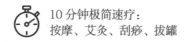
肩周炎

肩周炎，又称肩关节周围炎，俗称凝肩、五十肩，是肩部关节囊和关节周围软组织的一种退行性、炎症性慢性病。肩部疼痛、肩关节活动受限、压痛、怕冷、肌肉痉挛与萎缩是肩周炎常见的主要病症。多因神经受到压迫，以及日常生活姿势不正确或遭受外力导致，其中第四颈椎至第一胸椎的关节错位，是肩周炎的主要诱发因素。

中医认为，本病因外伤或举重用力过度伤及经脉肌腱，或寒湿入侵，阻滞肩部经络，或中年之后气血亏虚，血不养筋而致病。长期坚持按摩穴位，有助于调补气血、祛寒除湿、舒筋通络，增强身体抵抗力，能预防和治疗肩周炎。平时多注意肩部保暖，防止受凉吹风，少食寒食。

极简速疗特效穴位	肩髃 曲池 缺盆 手五里

1. 肩髃：疏经活络，通利关节

☆ **定位**：在肩部三角肌上，当臂外展，或向前平伸时，在肩峰前下方凹陷处。

☆ **按摩方法**：将拇指指腹放于肩髃上揉按约200次，以局部酸胀为宜。

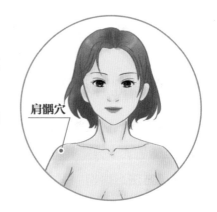

肩髃穴

2. 曲池：散瘀消肿，舒筋利节

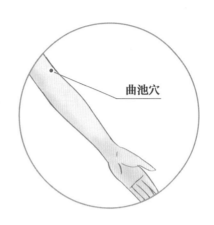

☆ **定位：** 肘横纹外侧端前缘部位。

☆ **按摩方法：** 用拇指指腹按揉曲池，以有酸痛感为度，先左后右，各按揉2~3分钟。

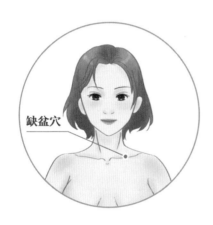

3. 缺盆：行气止痛，疏经活络

☆ **定位：** 位于锁骨上窝中央，距前正中线4寸。

☆ **按摩方法：** 双手食指、中指紧并，放于缺盆上揉按约200次。

4. 手五里：行气活血，散结止痛

☆ **定位：** 位于臂外侧，当曲池与肩髃连线上，曲池上3寸处。

☆ **按摩方法：** 将拇指指腹放于手五里上揉按，其余四指附于手臂上，按摩约150次。

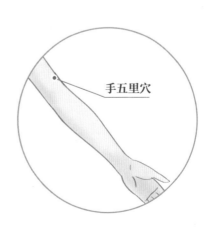

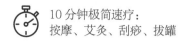
腰酸背痛

腰酸背痛，是脊椎骨和关节及其周围软组织等病损的一种症状。一般日间劳累加重，休息后可减轻，长期腰酸背痛可使肌纤维变性，形成疤痕或纤维索条或粘连。大部分腰背部疼痛是由于肌肉挛缩、外伤或脊柱变形造成的。因治疗困难、疗程长、容易复发的特点，已成为现代社会难以医治的痼疾，严重影响着人们的生活质量。据统计，世界上约有80%的人患有不同程度的腰酸背痛。

中医认为，本病因感受寒湿、气滞血瘀、肾亏体虚或跌仆外伤所致。常按摩穴位，可刺激肌肉及组织，促进血液循环，加速新陈代谢，活血止痛。

极简速疗特效穴位　八髎　大肠俞　腰阳关　肾俞

1. 八髎：补肾壮阳，通经活络

☆ **定位：** 臀部沟旁开约 1.5 寸所在区域。

☆ **按摩方法：** 将双手手掌放于两侧八髎上，用力搓揉 5 分钟左右，以皮肤潮红发热为度。

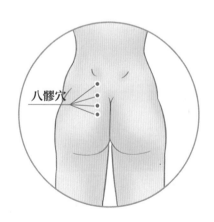

八髎穴

2.大肠俞：理气化滞，疏调肠腑

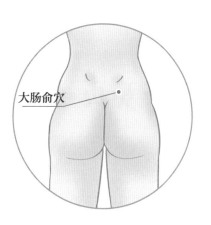

☆ **定位：**俯卧位，在第四腰椎棘突下，腰阳关（督脉）旁开 1.5 寸处取穴，约与髂嵴高点相平。

☆ **按摩方法：**将双手食指、中指紧并，放于两侧大肠俞上环形揉按 200 次。

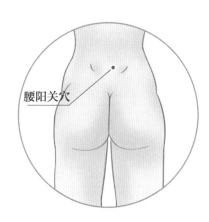

3.腰阳关：强健腰膝，祛寒除湿

☆ **定位：**位于腰部，当后正中线上，第四腰椎棘突下凹陷中。

☆ **按摩方法：**将食指、中指指腹放于腰阳关上按揉 5 分钟左右，以局部有酸胀感为宜。

4.肾俞：补益脾肾，调理气机

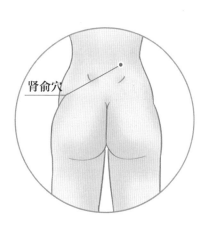

☆ **定位：**位于腰部，当第二腰椎棘突下，旁开 1.5 寸。

☆ **按摩方法：**用食指指腹揉搓肾俞 200 次，直至患者感到酸胀为宜。

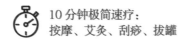
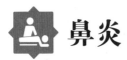 鼻炎

鼻炎是鼻腔炎性疾病，是病毒、细菌、过敏原，以及某些全身性疾病引起的鼻腔黏膜的炎症，也是五官科最常见的疾病之一。

一般可分为急性鼻炎、慢性鼻炎、药物性鼻炎、萎缩性鼻炎等。其中急慢性鼻炎最为常见。急性鼻炎多为急性呼吸道感染的并发症，以鼻塞、流涕、打喷嚏为主要症状。慢性鼻炎指鼻黏膜慢性炎症，临床表现为间歇性鼻塞、交替性鼻塞、多涕，鼻塞时可有间断嗅觉减退、头痛及说话有鼻音等不适。

中医认为，本病由脾肺两虚，外感风寒或风热，使肺气失和，鼻窍不能通利所致。按摩相关穴位能健脾补肺，通利鼻窍。慢性鼻炎属于肺气不足和脾气虚弱，按摩对慢性鼻炎疗效显著。平时应避免受凉，少食肥甘辛辣食物和寒凉之品。

极简速疗特效穴位　　上迎香（鼻通）　上星　太阳　睛明

1. 上迎香（鼻通）：疏风清热，通利鼻窍

☆ **定位：** 位于面部，当鼻翼软骨与鼻甲的交界处，近鼻唇沟上端处。

☆ **按摩方法：** 用食指指腹点按上迎香，做旋转揉搓约50次。

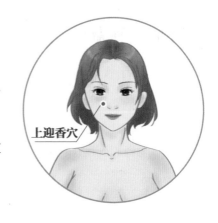

上迎香穴

2. 上星：清风清热，凝神通鼻

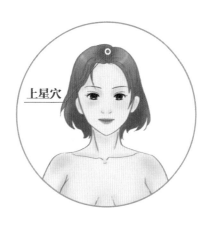

☆ **定位：**位于头部，当前发际正中直上 1 寸。

☆ **按摩方法：**食指、中指并拢，将指腹放于上星上揉按 3～5 分钟，以局部有酸胀感为宜。

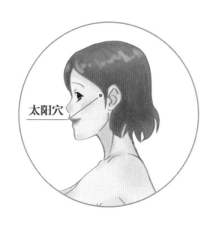

3. 太阳：清泻肺热，止咳平喘

☆ **定位：**在颞部，当眉梢与目外眦之间，向后约一横指的凹陷处。

☆ **按摩方法：**将双手拇指指腹放在两侧太阳上，适当环形按揉 100 次左右，以出现酸胀感为佳。

4. 睛明：清热明目，降温除浊

☆ **定位：**位于目内眦外，在鼻梁两侧距内眼角半分的地方。

☆ **按摩方法：**双手食指紧并于中指，揉按睛明 30 次，以有酸胀感为度。

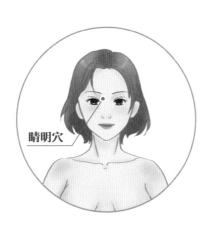

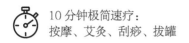

 # 疲劳综合征

疲劳综合征，又称慢性疲劳综合征，是以持续或反复发作的疲劳，伴有多种神经、精神症状，但无器质性及精神性疾病为特点的一组症候群。一度被形容为"雅皮士感冒"，是亚健康状态的一种特殊表现。常伴有记忆力减退、头痛、咽喉痛、关节痛、睡眠紊乱及抑郁等多种躯体及精神症状。病症表现程度不同，轻重不一。其病因一般与长期过度劳累、饮食生活不规律、压力过大等精神环境因素以及应激造成的神经、内分泌、免疫、消化、循环、运动等系统功能紊乱关系密切。因本病是自限性疾病，大多患者可以靠增强免疫力而自行康复。长期存在精神压力和过度劳累的现象，就会容易造成肝气郁结、脾肾不足，长期坚持按摩可得到有效改善。

极简速疗特效穴位　合谷　气海　列缺　足三里

1. 合谷：疏经活络，镇静止痛

☆ **定位：**位于手背，第一、二掌骨间，当第二掌骨桡侧的中点处。

☆ **按摩方法：**将拇指指尖放在合谷上，其余四指置于掌心，以顺时针方向由轻渐重掐揉100次左右。

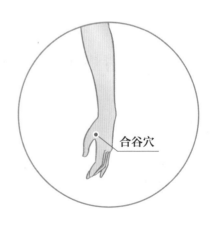

合谷穴

2. 气海：温中健脾，益气补阳

☆ **定位：** 在下腹部，前正中线上，当脐中下 1.5 寸。

☆ **按摩方法：** 用拇指指腹揉按气海，力度略重，按揉约 150 次，1~3 分钟。

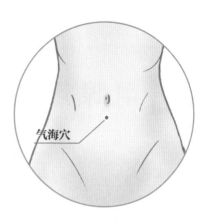

3. 列缺：通经活络，祛风止痛

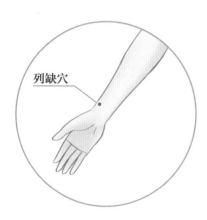

☆ **定位：** 在前臂桡侧缘，桡骨茎突上方，腕横纹上 1.5 寸处，当肱桡肌与拇长展肌肌腱之间。

☆ **按摩方法：** 用指腹按揉列缺 50 次左右，力度适中。

4. 足三里：扶正培元，疏经活络

☆ **定位：** 位于小腿前外侧，当犊鼻下 3 寸，距胫骨前缘一横指（中指）。

☆ **按摩方法：** 将双手拇指指腹放于足三里上，其余四指附于小腿腿腹上，微用力压揉 300 次。

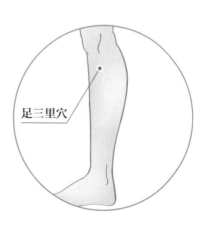

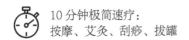
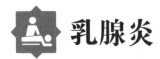 # 乳腺炎

乳腺炎，中医称奶疖或乳痈，是乳腺的急性化脓性感染，常发生于产后哺乳的妇女，初产妇尤为多见，是女性常见疾病之一。可分为急性化脓性乳腺炎、乳晕旁瘘管、浆细胞性乳腺炎等，一般分为郁乳期、成脓期、溃脓期三期。早期乳腺炎以淤奶而导致的炎症为主，尚未成脓，可用超短波理疗。如果高热可以配合输液，青霉素、头孢类抗生素治疗。使用抗生素期间，建议不要哺乳。

急性乳腺炎是可以预防的，建议从妊娠后期开始做好产褥期保健。产后应防止乳汁淤积，养成定期哺乳习惯，保持乳房局部干燥清洁，不要让婴儿含乳头睡，哺乳后应轻揉乳房。产妇宜身心轻松愉悦，忌食寒、辛、肥、甘等食物。

中医认为，本症因血瘀、乳积、肝气郁结而致病。按摩相关穴位能消瘀散结，活血化瘀。

极简速疗特效穴位　　乳根　膻中　中脘　气海

1. 乳根：通畅乳络，补益气血

☆ **定位：** 位于胸部，当乳头直下，乳房根部，第五肋间隙，距前正中线 4 寸。

☆ **按摩方法：** 用拇指指腹揉按乳根 200 次，力度由轻而重，做环状按摩。

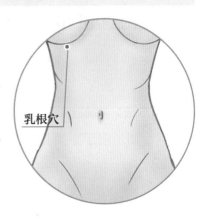

乳根穴

2. 膻中：宽胸理气，生津增液

☆ **定位：**位于胸部，当前正中线上，平第
四肋间隙，两乳头连线的中点。

☆ **按摩方法：**用手掌大鱼际或掌根贴于膻
中，每天早晚左右手轮流按摩穴位，逆时
针揉按，以有酸痛感为度。每次按摩约 100
次，1~3 分钟。

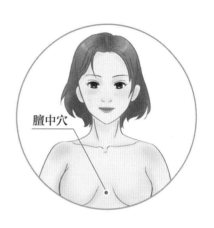

膻中穴

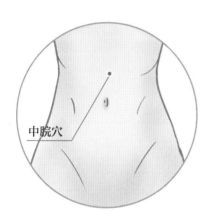

中脘穴

3. 中脘：补益气血，降逆利水

☆ **定位：**位于上腹部，前正中线上，当脐
中上 4 寸。

☆ **按摩方法：**左手中指指腹按压穴位，右
手中指指腹按压在左手中指的指甲上，两手
中指同时用力揉按穴位。每次按摩约 150 次。

4. 气海：补益元气，调经固精

☆ **定位：**在下腹部，前正中线上，当脐中
下 1.5 寸。

☆ **按摩方法：**用拇指指腹揉按气海，力度
略重。每次按揉约 150 次，1~3 分钟。

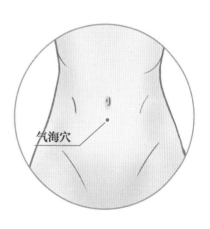

气海穴

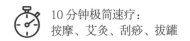
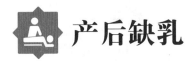 # 产后缺乳

产后缺乳，顾名思义，即产后乳汁分泌量少，不能满足育儿需要。乳汁分泌多少与乳母的精神、情绪、营养状况，休息、产后修复情况都有密切关联。《诸病源候论》记载："妇人手太阳、少阴之脉，下为月水，上为乳汁……既产则水血俱下，津液暴竭，经血不足者，故无乳汁也。"

中医认为，本病多因气血虚弱或肝郁气滞、乳络不畅所致。很多产妇产期失血过多，以致气血亏虚，乳汁化源不足；或产后七情所伤，气机不畅，乳汁壅滞不行所致。按摩相关穴位能补气养血、疏肝理气、活血化瘀，缓解产后缺乳情况。

极简速疗特效穴位　　肺俞　三阴交　乳根　膻中

1. 肺俞：调补肺气，补虚清热

☆ **定位：** 在背部，当第三胸椎棘突下，旁开1.5寸（两横指）。

☆ **按摩方法：** 将食指、中指并拢，两指指腹放于肺俞上，环形按揉3分钟。

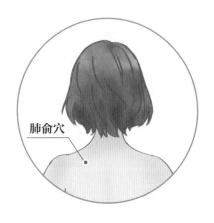
肺俞穴

2.三阴交：补益肝肾，健脾利湿

☆ **定位：** 位于小腿内侧，当足内踝尖上 3 寸，胫骨内侧缘后方。

☆ **按摩方法：** 用四指指腹推摩三阴交 300 次，以酸麻胀痛感为佳。

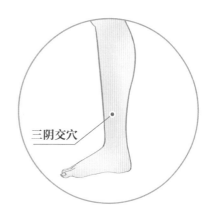

三阴交穴

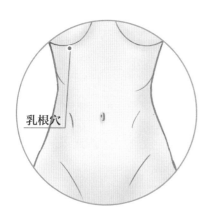

乳根穴

3.乳根：通畅乳络，补益气血

☆ **定位：** 位于胸部，当乳头直下，乳房根部，第五肋间隙，距前正中线 4 寸。

☆ **按摩方法：** 用拇指指腹揉按乳根 200 次，力度由轻而重，做环状按摩运动。

4.膻中：宽胸理气，生津增液

☆ **定位：** 位于胸部，当前正中线上，平第四肋间隙，两乳头连线的中点。

☆ **按摩方法：** 用手掌大鱼际或掌根贴于膻中，每天早晚左右手轮流按摩穴位，逆时针揉按，以有酸痛感为度。每次按摩约 100 次，1~3 分钟。

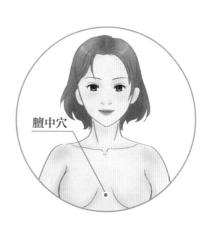

膻中穴

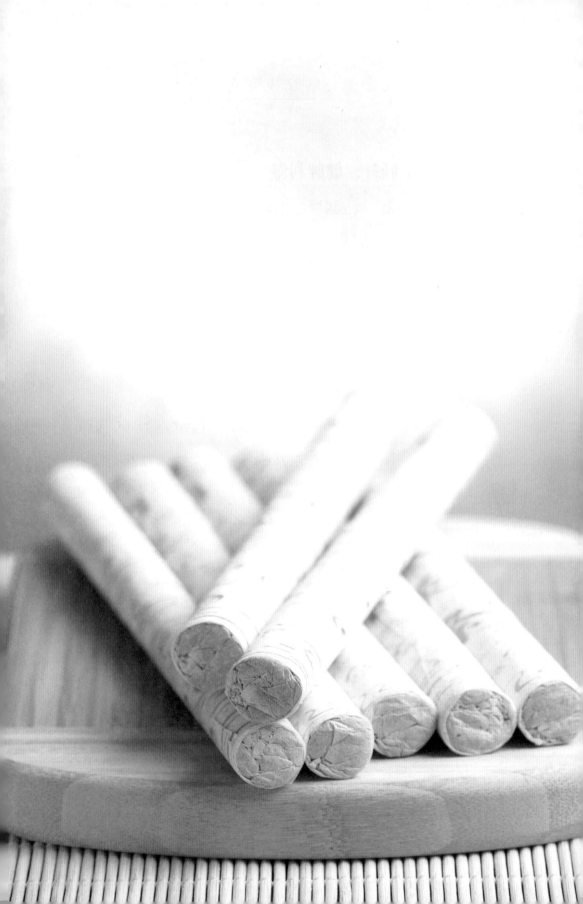

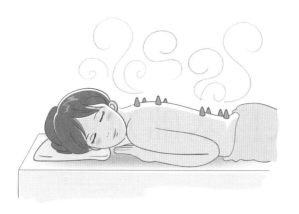

chapter 02

祛百病居家疗法——10分钟艾灸速疗

　　艾灸作为历史悠久的中医治疗手法，不仅可祛百病，也可用于防治疾病和养生保健。"家有三年艾，郎中不用来""若要身体安，三里常不干"是流传千古的民间谚语。艾灸功效显著，可祛风散寒、调节气血、疏经通络等。灸治适用范围较广，内科、外科、妇科、儿科等寒热虚实病症均可。本章主要介绍了艾灸入门基础知识，以及十几种生活常见病的对症治疗，图文并茂，手把手地教会您进行10分钟居家灸疗。

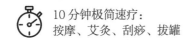
第一节
艾灸入门基础知识全解读

艾灸的主要功效

《本草纲目》中明确记载了艾灸的功效："灸之则透通诸经，而治百种病邪，起沉疴之人为康泰，其功亦大矣。"艾灸历来在中医临床应用中的地位举足轻重，具有驱寒邪、补元阳、通经络、调正气、清毒热等功效，对多种现代疾病疗效显著。艾灸速疗不仅能祛百病，还有"防病于未然"的保健养生作用，主要功效如下：

※ 温经散寒调气血

《黄帝内经·灵枢·刺节真邪》中言"脉中之血，凝而留止，弗之火调，弗能取之"，其中"火调"指的就是艾灸。艾灸速疗以温热刺激，可温经散寒，调节气血，可治疗因血气运行不畅、留滞凝涩引起的痹证、腹泻等疾病。灸相关穴位，还可以调和气血、疏通经络、平衡机体功能，可用于治疗疮疡疔肿、冻伤、瘫闭、不孕症、扭挫伤等。

※ 拔毒清热双向调

艾灸不仅在治疗寒证方面功效卓著，于清热祛毒也有不错实效。《黄帝内经》中曾提到用艾灸可以治疗痈疽，唐代《千金要方》里也指出"小肠热满，灸阴都，随年壮""消渴，口干不可忍者，灸小肠俞百壮，横三间寸灸之"，认为艾灸有宣泄脏腑实热的作用。因此，中医认为灸法能以热引热，使热外出。艾灸只要疗法得当，祛寒清热，对机体有双向调节作用。

※ 扶阳固脱挽垂危

《伤寒论》记载"少阴病吐利，手足逆冷……脉不至者，灸少阴七壮""下利，手足厥冷，烦躁，灸厥阴，无脉者，灸之"。艾灸温通阳气，可扶阳固脱，回阳救逆，挽救垂危之疾，用大艾炷重灸关元、神阙等穴，可治疗出现呕吐、下痢、手足厥冷、脉弱等阳气虚脱症状的危重患者。在临床上常用于中风脱证、急性腹痛吐泻、痢疾等急症急救。

※ 升阳举陷固机体

《黄帝内经·灵枢·经脉》说"陷下则灸之"。阳气虚弱不固可致上虚下实，气虚下陷，继而出现崩漏、滑胎等症。艾灸百会穴则可以升阳举陷，安胎固经，补阳益气。亦可治疗卫阳不固、腠理疏松者，如脱肛、阴挺、久泄久痢等病症。

※ 通络益气增免疫

人体遍布着经络，经络内连脏腑，外布体表肌肉，是连接内外、调节机体运行之关键。经络"行血气"而使营卫之气密布周身，在内和调于五脏，洒陈于六腑，在外抗御病邪，防止内侵。因"六淫"侵袭导致气血凝滞，经络受阻，出现肿胀疼痛等症状或一系列功能障碍，艾灸相关穴位，可疏通经络，调和气血、平衡功能，增强人体免疫力，起到保健养生的作用。

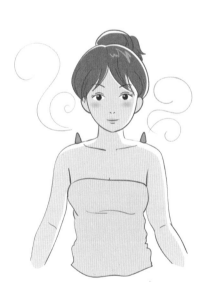

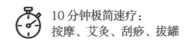
艾灸的适应证和禁忌证

艾灸疗法源远流长，不良反应小。适应证十分广泛，内、外、妇、儿等各科急慢性疾病都有适应疗法。总而言之。不论寒、热、虚、实、表、里、阴、阳，都可艾灸之，一般阴、里、虚、寒证多灸，阳、表、实、热证少灸。但艾灸疗法要安全适当使用，方能取得更好的治疗效果，因此要详细了解艾灸的适应证和禁忌证。

1. 艾灸的适应证

※ 内科

感冒、咳嗽、支气管炎、腹痛、呕吐、久泻久痢、虚脱、中风、休克等。

※ 外科

痔疮、肠梗阻、脱肛、血栓闭塞性脉管炎、阑尾炎、胃下垂、肾下垂等。

※ 骨科

风寒湿痹、颈椎病、落枕、风湿性关节炎、类风湿性关节炎、肩周炎、慢性腰肌劳损等。

※ 五官科

耳鸣、耳聋、过敏性鼻炎、牙痛、鼻出血等。

※ 妇科

痛经、闭经、月经不调、炎性带下病、子宫脱垂、乳腺增生、产后缺乳等。

※ **男科**

阳痿、早泄、遗精、前列腺炎、前列腺增生、不育等。

※ **儿科**

腹泻、百日咳、便秘、惊风、伤食、肺炎等。

2. 艾灸的禁忌证

※ 患传染病、高热、昏迷、抽风、肺结核、严重贫血或咯血等急症、实热证、阴虚发热症，忌灸。

※ 身体极度衰竭、形瘦骨立者，空腹、过劳、过饱、过饥、醉酒、大渴、大惊、大恐、大怒者，对灸法恐惧者，慎灸。

※ 不宜在风雨雷电、奇寒盛暑、大汗淋漓、妇女经期之际施灸（治大出血例外）。

※ 脸部、颈部、手臂等暴露部位慎用直接灸法，以防形成瘢痕。

※ 眼球、大血管处、心脏部位、肌腱潜在部位、关节部位，妊娠期妇女的腰骶部和下腹部，男女的乳头、阴部、睾丸等部位，忌灸。

※ 皮肤痈疽疔发作期间，局部红肿热痛者，忌灸。

※ 无自制能力的人（如精神病患者）等，忌灸。

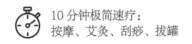

如何选购艾灸原料

《本草纲目》记载："凡用艾叶，须用陈久者，治令细软，谓之熟艾。"一般来说，用新艾施灸，火烈且有灼痛感；而用陈艾施灸，灸火温和，灸感明显，疗效好。

艾条的优劣直接影响着灸治的效果，选购质量好的艾条，一般要从艾条的形、火、艾绒三个方面入手。

※ 形

优质艾条整体挺拔结实、不松软，气味芳香；劣质艾条则质地松软，杂质较多，甚至有刺激气味。

※ 火

好的艾条火力不刚烈，弹掉艾灰，艾头红透，艾烟向上；普通艾条冒出的烟发黑，火力不均匀，有刺激性气味。

※ 艾绒

一捏，好艾绒中没有枝梗或其他杂质，柔软细腻，用拇指、食指和中指捏起一撮，能成型。

二看，陈年艾绒的颜色一般是土黄或者金黄，新艾绒一般夹有绿色。

三闻，陈年艾绒闻起来是淡淡的芳香，不刺鼻，而新艾绒则是青草味。

此外，现代的艾绒加工都有浓度配比，普通艾灸保健一般选择 8：1 或 10：1 的即可。

常见的 8 种艾灸基础方法

与针灸相比，现代艾灸速疗操作比较简单，不需要专业人员行针。艾灸根据艾绒制作的不同及施灸时使用的工具不同等，又分为艾炷灸、艾条灸、器灸等。

本章主要介绍适合居家应用的艾条灸速疗手法，如雀啄灸、回旋灸、温和灸、隔盐灸、隔姜灸、隔蒜灸、隔药饼灸、艾灸盒灸等。

1. 雀啄灸

施灸者手持点燃的艾条，在距离穴位皮肤上方约 3 厘米处进行固定熏灸，使施灸部位温热而无灼痛感，可以更好地让艾热循经而入，激活穴位。一般每处熏灸约 5 分钟。由于本手法像鸟雀啄食一样做上下、远近动作，故称雀啄灸。

雀啄灸法一般单独使用，多于定点灸法前用以激活穴位。主要用以昏厥急救及治疗小儿疾病等。运用此手法时，避免艾条触及皮肤，也要及时掸除烧完的灰烬，速度均匀，过快则达不到目的，过慢易造成局部灼伤及刺激不均，影响疗效。

2. 回旋灸

回旋灸在艾灸速疗中较为常见，施灸面积广泛。回旋灸分为两种：

一是平面回旋灸。用艾条点燃端先在选定的穴区或患部熏灸测试，至局部有灼热感时，即在此距离平行往复回旋施灸，每次灸约15分钟，以局部潮红为度。此法适用于呈线状或片状分布的风湿痹痛、神经麻痹等范围稍大的病症。

二是螺旋式回旋灸。将艾条燃着端反复从离穴区或病灶最近处，由近及远呈螺旋式施灸，适用于病灶较小的痛点以及治疗急性病症，其热力较强，

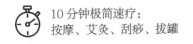

以局部出现深色红晕为宜。

3. 温和灸

温和灸，又称温灸法，手持艾条燃着端离施灸部位3厘米左右的高度进行固定熏灸，使施灸部位温热而不灼痛；也可使用灸架将艾条固定于施灸处上方进行熏灸，可同时在多处进行灸治。每处需灸5分钟左右。

本法火力温和，可温经散寒、活血散结。对小儿施灸时，施灸者可将另一只手的食指和中指分置于施灸部位两侧，用手指感觉局部皮肤的受热程度，以便调节施灸距离，防止烫伤。

4. 隔盐灸

中医认为，盐是入肾的，隔盐灸可以温阳散寒，补肾益气。原料盐并非食用盐，而是青盐或粗盐。用盐时先把盐炒至温热。隔盐灸对急性腹痛吐泻、痢疾、四肢厥冷和虚脱等病症具有回阳救逆之功。

用原料盐填平脐孔，再放上姜片和艾炷施灸，可用于神阙穴（脐窝部）施灸。另外需注意的是本法主要用于神阙穴，极少用在其他穴位。若患者脐部凸起，可用水调面粉，搓成条状围在脐周，再将食盐放入面圈内隔盐施灸。

5. 隔姜灸

准备厚约0.3厘米的生姜一片，用三棱针在中心穿刺数孔，上置艾炷放在穴位上施灸，待患者有局部灼痛感时可将姜片提举，灼痛感缓解后重新放下再灸，一般每次灸6~9壮，以皮肤局部潮红不起疱为度。本法不可用干姜或嫩姜，宜选用新鲜老姜，沿生姜纤维纵向切取。操作完毕，可用正红花油涂于施灸部位，避免皮肤灼伤，活血化瘀，散寒止痛。

此法操作简便，取材方便，易于掌握，一般不会导致烫伤，已成为现代最常用的隔物灸法之一。根据病情反复施灸，对虚寒病症，如呕吐、泄泻、腹痛、风寒湿痹、关节疼痛、阳痿、痛经、周围性面神经麻痹等病症疗效显著。

6. 隔蒜灸

取新鲜独头大蒜，切成0.3厘米厚蒜片，用针在蒜片中间刺数孔。放于穴区，上置黄豆大的艾炷施灸，每灸3~4壮更换蒜片，继续灸治。也可将大蒜捣成泥膏状，制成0.3厘米厚的圆饼，大小按病灶而定，敷于穴上或患处，放上艾炷施灸。

隔蒜灸主要用于治疗痈疽疮疖、蛇咬、蝎蜇等外伤，肿痛、腹中积块、瘰疬等病症，具有拔毒、消肿、定痛疗效。

7. 隔药饼灸

操作时，先在穴位处放好药饼，用艾炷或艾条进行灸治。药饼可为单味中药或加1~2味辅助中药研末制作而成，或将复方中药煎汁、研磨后制成小饼状。药饼配方强调辨证施治，要求新鲜，现制现用且只能用一次。

本法适用于咳喘、骨质增生及脊髓空洞症、冠心病、慢性溃疡性结肠炎、小儿硬皮病、胃下垂、脾虚证、软组织损伤、足跟痛、过敏性鼻炎、老年骨质疏松症、肱骨外上髁炎、小儿厌食症、术后腹胀等难治性病症，也可用于抗衰老等保健养生。

8. 艾灸盒灸

将艾灸盒置于艾灸部位，灸治半小时左右，以皮肤潮红发热为度。每个人对温度承受度不同，可改变温灸盒里的艾条高度以调节艾灸温度，避免烫伤。

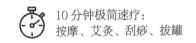
艾灸的注意事项及灸后护理调养

艾灸速疗需要根据患者的具体情况灵活应用，并做好护理调养。

1. 注意事项

※ 艾灸前后，忌食生冷食物，不要开空调，可喝一点温热水促进新陈代谢。

※ 施灸中如出现发热口渴、红疹、皮肤瘙痒等异常症状时，可继续灸治，一般会自行消失。

※ 运动后、过度劳累、精神紧张、饥饿时不宜艾灸。

※ 施灸时宜聚精会神，以免烫伤皮肤或损坏衣物。

※ 对于昏迷者、肢体麻木及感觉迟钝者和小儿，灸量不宜过多。

※ 施灸时场所不宜有风，而且穴位和时间可由少至多，艾灸热度逐渐增加。

※ 如果患者要施用瘢痕灸，一定要明确是否有晕针史。颜面、大血管、关节处、眼周等穴位如睛明、丝竹空、瞳子髎等，不宜用瘢痕灸。

※ 艾条灸后，若艾条没有燃完，可使用艾条灭火器具，也可将艾条燃头放入盛有少量水的容器内熄灭。

2. 灸后护理调养

※ 灸疱处理

艾灸后体内湿气或毒素外排一般会出现灸疱反应。小的无须额外处理，一般会自行康复；大的水疱可用消过毒的针具刺破，引流脓液，涂甲紫药水后包扎防止感染。

※ 灸疮处理

艾灸后若伤口处发痒、发红、发肿、化脓，是湿毒外排。可用碘附棉球消毒，不要清理脓苔。

※ 灸疹处理

灸完两三天后局部一般会起一些红疹，多数属湿气外排的好转反应，多饮水，不需额外处理。如起疹过敏严重，出现发热口干、奇痒等症状时，应及时就医治疗。

※ 灸后失眠

第一次艾灸后可出现失眠，多有疲乏无力或嗜睡。艾灸一段时间后，因气血充足，也可能出现睡眠很少、精力充沛的现象，但不会疲乏无力，一般无须烦恼。

※ 灸后腹泻便秘

灸后腹泻并非气虚，属于排毒反应。灸后便秘，则多因气血虚或体内有热，多喝温水可缓解。

※ 灸后上火

若灸后出现口干舌燥上火现象，表明体内阴不胜阳，可多喝温水。

※ 灸后无感

灸后感觉不到热，可能是身体经络瘀阻不通，也可能是患者身体不错而反应不大。

※ 灸后月经提前或推迟

女性灸后若发生月经提前或推迟，属经络调节过程。

※ 灸后腰酸背痛

若灸后出现腰酸背痛，属"气冲病灶"，多为身体的陈旧损伤反应。

※ 灸后调养

灸后应注意补气血，注意劳逸结合，调节情绪，睡眠充足，适当运动，饮食以清淡为主，不饮酒，多吃水果和蔬菜。

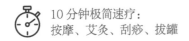
第二节
生活常见病对症艾灸速疗

风寒感冒

风寒感冒也是常见病之一，中医称伤风。感冒多因感受外邪，引起肺卫功能失调，而出现发热恶寒、鼻塞流涕、咽痒咳嗽、头痛等症状。感冒也分很多种，如风寒感冒、风热感冒、气虚感冒等。

风寒感冒多由风寒之邪外袭、肺气失宣所致，多发生于秋冬季节。其症状表现为恶寒重，发热轻，头痛无汗，浑身酸痛，鼻塞流涕，咳嗽有痰。气虚感冒，多因年老或体质素虚，或病后、产后体弱，气虚阴亏而反复感冒。

艾灸多用于治疗风寒感冒或气虚感冒，祛寒补气，不宜用于风热感冒。感冒初期及时施灸，至身体发热微出汗，可很快缓解头痛鼻塞等症状。灸后应多饮温水或姜糖水，饮食清淡，注意休息。

极简速疗特效穴位　风池　风府　合谷　列缺

1. 风池：祛风散寒，宣肺解表

☆ **定位：** 位于后颈部，枕骨下，胸锁乳突肌与斜方肌上端之间的凹陷中。

☆ **艾灸方法：** 用艾条回旋灸法来回灸治风池 10~15 分钟，以感觉温热舒适感宜。

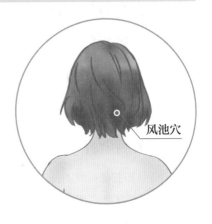

风池穴

2. 风府：散热吸湿，清头通鼻

☆ **定位：** 在项部，后正中线，入发际 1 寸，枕外隆突直下，两侧斜方肌之间凹陷中。

☆ **艾灸方法：** 用艾条回旋灸法灸风府10~15分钟，以感觉温热舒适为宜。

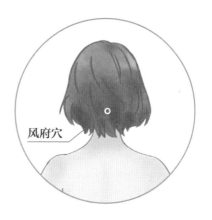

风府穴

3. 合谷：通络止痛，疏风解表

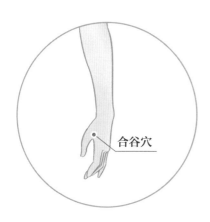

合谷穴

☆ **定位：** 位于手背，第一、二掌骨间，当第二掌骨桡侧的中点。

☆ **艾灸方法：** 用艾条温和灸法灸治合谷约15分钟，以局部皮肤潮红为度。

4. 列缺：宣肺理气，止咳平喘

☆ **定位：** 在前臂桡侧缘，桡骨茎突上方，腕横纹上 1.5 寸处，当肱桡肌与拇长展肌肌腱之间。

☆ **艾灸方法：** 将艾条对准穴位，距离皮肤2~3厘米,以温和灸法灸治列缺10分钟左右。

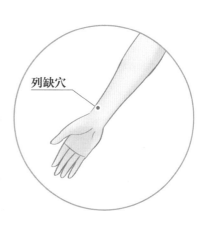

列缺穴

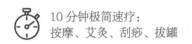

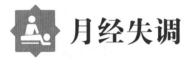 # 月经失调

月经失调是妇科常见病之一，表现为月经的周期、经色、经量、经质发生改变。病因可能是器质性病变或功能失常，如垂体前叶或卵巢功能异常。也可能因情绪异常、寒冷刺激、节食过度、烟酒过量等不良生活习惯所致。因生活习惯所致的月经失调，平时可注重饮食调理，保暖腰腹部，尽量不服用避孕药及含激素保健品。

中医认为，本病多因肾虚而致冲、任功能失调，或肝热不能藏血、脾虚不能生血等所致。月经失调与肾、脾、肝、气血、冲脉、任脉、子宫等都息息相关。艾灸灸治月经不调，一般在非经期，实热证禁灸。

极简速疗特效穴位　关元　足三里　三阴交　气海

1. 关元：培肾固本，温阳补气

☆ **定位：** 仰卧取穴，在脐下 3 寸（四指横放），腹中线上。

☆ **艾灸方法：** 将艾灸盒固定在关元上灸治 10 分钟，以局部皮肤潮红为度。

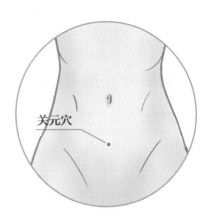

关元穴

2. 足三里：扶正培元，补中益气

☆ **定位：** 位于小腿前外侧，当犊鼻下 3 寸，距胫骨前缘一横指（中指）。

☆ **艾灸方法：** 用艾条温和灸法灸治足三里 5~10 分钟，以局部皮肤潮红为度。

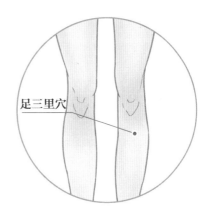

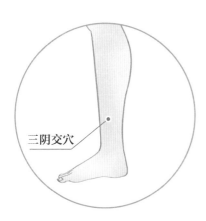

3. 三阴交：调补肝肾，行气活血

☆ **定位：** 位于小腿内侧，当足内踝尖上 3 寸，胫骨内侧缘后方。

☆ **艾灸方法：** 用艾条温和灸法灸治三阴交 5~10 分钟，以局部皮肤潮红为度。

4. 气海：益气助阳，调经固精

☆ **定位：** 在下腹部，前正中线上，当脐中下 1.5 寸。

☆ **艾灸方法：** 将燃着的艾灸盒固定在气海上灸治 10 分钟，以局部皮肤潮红为度。

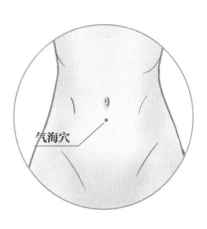

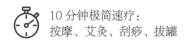

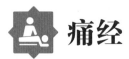 # 痛经

痛经，是一种困扰很多女性的常见妇科病。指月经前后或月经期出现下腹部疼痛、坠胀，伴有腰酸或其他不适。痛经严重者可出现面色苍白、恶心、呕吐、出冷汗、昏厥等症状，往往影响正常的生活和工作。

痛经分为原发性痛经和继发性痛经。原发性痛经，又称功能性痛经，指生殖器官无器质性病变的痛经，90% 以上痛经都为此类。继发性痛经，指由盆腔器质性疾病，如子宫内膜异位症、子宫腺肌病等引起的痛经。

痛经在女性不同年龄段发生率也不同，初潮时发生率较低，随后逐渐增加，16~18 岁达顶峰，30~35 岁时下降，生育期稳定在 40% 左右，50 岁时在 20% 左右。痛经患者，在经期应注重保暖、戒烟戒酒、多喝红糖水、多休息等。

极简速疗特效穴位　　八髎　地机　血海　关元

1. 八髎：调理下焦，通经活络

☆ **定位：** 臀部沟旁开约 1.5 寸所在区域。

☆ **艾灸方法：** 将燃着的艾灸盒固定在八髎上灸治 10~15 分钟，以皮肤潮红为度。

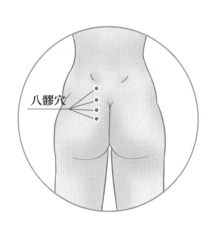

八髎穴

2. 地机：健脾渗湿，调经止带

☆ **定位：** 位于小腿内侧，当内踝尖与阴陵泉的连线上，阴陵泉下3寸。

☆ **艾灸方法：** 用艾条温和灸法灸治地机10分钟，以皮肤潮红为度。

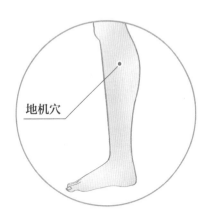

3. 血海：健脾化湿，调理经血

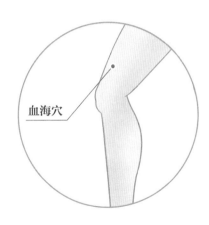

☆ **定位：** 在大腿内侧，髌骨内侧端上2寸，当股四头肌内侧头的隆起处。

☆ **艾灸方法：** 用艾条温和灸法灸治血海，10分钟，以皮肤潮红为度。

4. 关元：培肾固本，温阳补气

☆ **定位：** 仰卧取穴，在脐下3寸（四指横放），腹中线上。

☆ **艾灸方法：** 将艾灸盒固定在关元上灸治10分钟，以局部皮肤潮红为度。

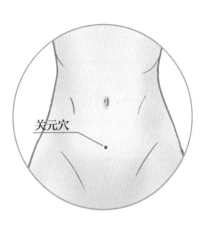

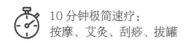

痛风

痛风属于关节炎的一种，是由于人体内嘌呤的新陈代谢发生紊乱，导致体内尿酸产生过多或排出减少所引起的疾病，也称"高尿酸血症"。痛风患者尿酸应定期监测，发作期每2周到1个月测1次，尿酸稳定后，可3个月到半年测1次。

痛风一般发病急，关节部位出现疼痛、水肿、红肿和炎症，疼痛感持续几天或几周，缓慢减轻直至消失。痛风患者应少食肉类、野味、海鲜、含酵母食物和酒等，不宜剧烈活动。酒精会消耗人体大量水分，并产生大量嘌呤，尿酸过多，痛风发病率会增加。痛风可发生于各个年龄段，男性发病率一般高于女性。

极简速疗特效穴位　太溪　昆仑　腰阳关　神阙

1. 太溪：滋阴壮阳，强腰益肾

☆ **定位：** 位于足内侧，内踝后方，当内踝尖与跟腱之间的凹陷处。

☆ **艾灸方法：** 用艾条温和灸法灸治两侧太溪各10~15分钟，以局部感到温热舒适为宜。

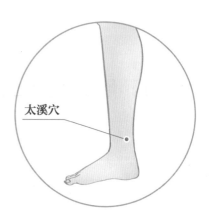

太溪穴

2.昆仑：舒筋活络，消肿止痛

☆ **定位**：位于足部外踝后方，当外踝尖与跟腱之间的凹陷处。

☆ **艾灸方法**：用艾条温和灸法灸治昆仑10分钟，以施灸部位出现潮红为度。

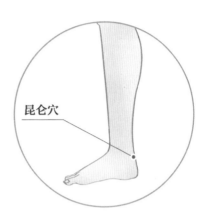

3.腰阳关：强健腰肌，除湿降浊

☆ **定位**：位于腰部，当后正中线上，第四腰椎棘突下凹陷中。

☆ **艾灸方法**：点燃艾灸盒放于腰阳关上灸治10~15分钟，以皮肤潮红发热为度。

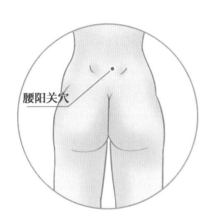

4.神阙：温阳救逆，健运脾胃

☆ **定位**：肚脐眼即为神阙穴。

☆ **艾灸方法**：点燃艾灸盒放于神阙上灸治10分钟，以感觉温热舒适为度。

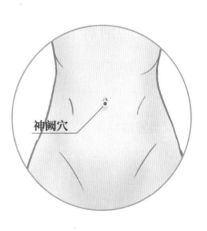

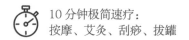
风湿性关节炎

风湿性关节炎是一种急性或慢性结缔组织炎症，与人体溶血性链球菌感染密切相关。关节疼痛是主要症状，并会反复发作。一般膝关节、踝关节、肩关节、腕关节等大关节处最易发病，出现对称性、游走性疼痛，并伴有红、肿、热炎症，由一个关节转移到另一个关节，也可多个关节同时发病。风湿性关节炎患者还常伴有心肌炎、心内膜炎、心包炎等，有心悸、气促、心前区疼痛等症状。

中医又称风湿关节炎为"痹证"，属热痹。痹病的产生与外邪、饮食和生活环境有关，风寒湿邪外袭，凡气候变化无常，冷热交错，或居处潮湿，涉水冒雨或邪入肌肉关节筋脉皆可致病。艾灸疗法一般不灸患处，可找出体内热毒来源而加以灸治拔除热毒。

极简速疗特效穴位　膝眼　太溪　照海　肩髃

1. 膝眼：消肿止痛，通经疏络

☆ **定位：** 位于膝部，髌骨下方与髌韧带内侧的凹陷中。

☆ **艾灸方法：** 用艾条回旋灸法灸治膝眼10~15分钟。

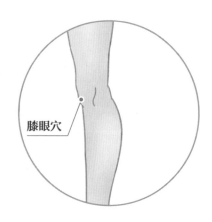

膝眼穴

2. 太溪：滋阴益肾，壮阳强腰

☆ **定位：** 位于足内侧，内踝后方与脚跟骨筋腱之间的凹陷处。

☆ **艾灸方法：** 用艾条回旋灸法灸治太溪10~15分钟，灸至局部温热、出现红晕为度。

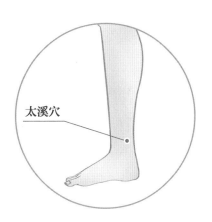

太溪穴

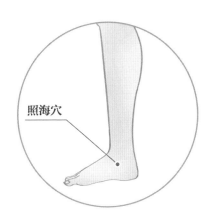

照海穴

3. 照海：滋阴清热，凝神止痛

☆ **定位：** 位于足内侧，内踝尖下方凹陷处。按压时感到酸、麻、胀处。

☆ **艾灸方法：** 用艾条回旋灸法灸治照海10~15分钟，灸至局部红晕温热为度。

4. 肩髃：祛风通络，通利关节

☆ **定位：** 将上臂外展平举，肩关节部出现两个凹窝，当肩峰前下方凹陷处。

☆ **艾灸方法：** 用艾条回旋灸法灸治肩髃10~15分钟。

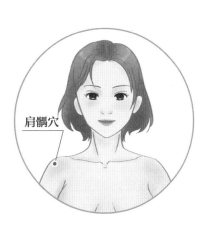

肩髃穴

颈椎病

颈椎病又称颈椎综合征，病症包括颈椎骨关节炎、增生性颈椎炎、颈神经根综合征、颈椎间盘脱出症。主要由于颈椎长期劳损、骨质增生，或椎间盘脱出、韧带增厚，致使颈椎脊髓、神经根或椎动脉受压，出现退行性病理改变。症状主要为头颈肩、臂、上胸背疼痛或麻木、酸沉、放射性痛，并伴有上肢无力、下肢乏力、头晕、恶心、呕吐、视物模糊、吞咽困难等，甚至有明显的肌肉萎缩。

颈椎病可分为颈型颈椎病、神经根型颈椎病、脊髓型颈椎病、椎动脉型颈椎病、交感神经型颈椎病、食管压迫型颈椎病。

中医认为，久病体弱，肝血不足，肾精亏损，经脉失去濡养，可致肢体筋膜弛缓，手足痿软无力，不能随意运动，肝肾不足，气血亏损，从而导致颈椎病。但现代的颈椎病多发生在"低头族"身上，长期电脑办公、低头玩手机、缺乏锻炼等工作生活习惯导致颈部经络气血不通，引起疼痛麻木。艾灸可改善气血循环，缓解肌肉痉挛，消除肿胀以减轻症状。

极简速疗特效穴位	大椎　大杼　天宗　肩井

1. 大椎：通经活络，补虚益气

☆ **定位：** 位于后正中线上，第七颈椎棘突下凹陷中。

☆ **艾灸方法：** 用艾灸盒温和灸治大椎 10~15 分钟，以肩背舒适为宜。

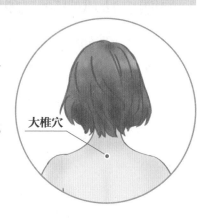

大椎穴

2. 大杼：强筋健骨，清邪除热

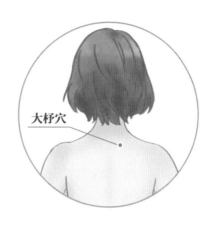

☆ **定位：** 在背部，当第一胸椎棘突下，旁开 1.5 寸（两横指）。

☆ **艾灸方法：** 用艾灸盒温和灸治大杼 10~15 分钟，以肩背舒适为宜。

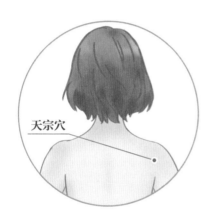

3. 天宗：舒筋活络，理气消肿

☆ **定位：** 肩胛骨冈下窝中央凹陷处，约肩胛冈中点与肩胛骨下角连线的上 1/3 与下 2/3 交点凹陷中。

☆ **艾灸方法：** 用艾灸盒温和灸治天宗 10~15 分钟，以肩背舒适为宜。

4. 肩井：行气活血，疏经通络

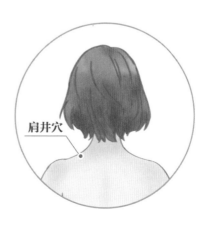

☆ **定位：** 在肩上，当大椎穴与肩峰端连线的中点，在前胸部正对乳中。

☆ **艾灸方法：** 用艾条温和灸法灸治两侧肩井各 10~15 分钟，以肩颈灵便为宜。

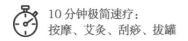

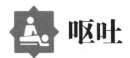 **呕吐**

呕吐是中医病症名。主要因胃失和降，胃气上逆所致，与肝脾也有密切关系。病理不外虚实两类，虚证为脾胃气阴亏虚，运化失常，不能和降。实证因外邪、食滞、痰饮、肝气等邪气犯胃，以致胃气痞塞，升降失调，气逆作呕；如呕吐日久，则会损伤脾胃，可由实转虚或虚实夹杂。脾胃素虚者，禁食生冷瓜果、寒凉药物。胃中有热者，忌食肥甘厚腻、辛辣香燥等以及温燥药物，戒烟戒酒。

艾灸治疗应以和胃降逆为原则，但须根据虚实不同情况分别处理。偏邪实者，可灸治具有解表、消食、化痰、解郁等功效的穴位。偏虚者，宜扶正为主，可灸治具有健运脾胃、益气养阴等功效的穴位。

极简速疗特效穴位　神阙　中脘　内关　足三里

1. 神阙：温阳救逆，健运脾胃

☆ **定位：** 肚脐眼儿即为神阙穴。

☆ **艾灸方法：** 点燃艾灸盒放于神阙上灸治10 分钟，以感觉温热舒适为度。

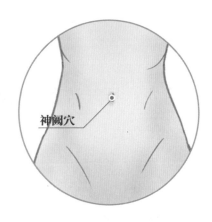
神阙穴

2. 中脘：和胃健脾，降逆利水

☆ **定位：**位于上腹部，前正中线上，当脐中上 4 寸处。

☆ **艾灸方法：**将艾灸盒放于中脘上灸治10~15 分钟，以局部皮肤潮红为度。

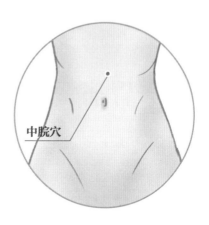

中脘穴

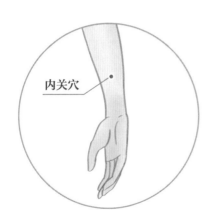

内关穴

3. 内关：理气宽胸，和胃降逆

☆ **定位：**位于前臂正中，腕横纹上 2 寸，在桡侧腕屈肌肌腱和掌长肌肌腱之间。

☆ **艾灸方法：**用艾条温和灸法灸治内关，至皮肤潮红发热为宜。

4. 足三里：生发胃气，燥化脾湿

☆ **定位：**位于小腿前外侧，当犊鼻下 3 寸，距胫骨前缘一横指（中指）。

☆ **艾灸方法：**用艾条温和灸法灸治两侧足三里 10~15 分钟。

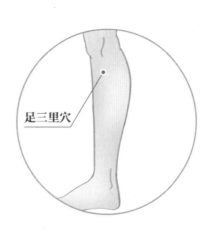

足三里穴

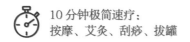
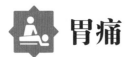 # 胃痛

胃痛，多由外感寒邪、饮食所伤、情志不畅和脾胃素虚等引发，胃气郁滞、失于和降是胃痛的主要病机。

胃痛的主要症状包括上腹疼痛、恶心、呕吐、反酸、胃灼热等。胃痛通常首先出现在左上腹部位，然后随着末梢神经组织的传递作用，疼痛感会放射至整个左腹部、肩胛、后背等其他部位。

治疗胃痛病，应注重理气和胃。常胃痛者应戒烟酒，注意营养均衡，少食肥甘油腻、五辛刺激、坚硬粗糙等食物；多食富含维生素、清淡、软温暖等食物。饮食规律，不暴饮暴食，急性胃痛者尽量少食多餐，脾胃虚寒者少食生冷食物，肝郁气滞者忌在生气后立即进食。

极简速疗特效穴位 中脘 内关 足三里 手三里

1.中脘：和胃健脾，降逆利水

☆ **定位：**位于上腹部，前正中线上，当脐中上4寸处。

☆ **艾灸方法：**将艾灸盒放于中脘上灸治10~15分钟，以局部皮肤潮红为度。

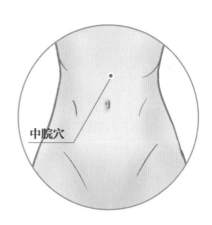

中脘穴

2. 内关：理气宽胸，和胃降逆

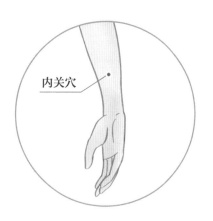

☆ **定位：** 位于前臂正中，腕横纹上 2 寸，在桡侧腕屈肌肌腱和掌长肌肌腱之间。

☆ **艾灸方法：** 用艾条温和灸法灸治内关，至皮肤潮红发热为宜。

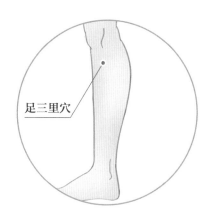

3. 足三里：生发胃气，燥化脾湿

☆ **定位：** 位于小腿前外侧，当犊鼻下 3 寸，距胫骨前缘一横指（中指）。

☆ **艾灸方法：** 用艾条温和灸法灸治两侧足三里各 10~15 分钟。

4. 手三里：通经活络，调理肠胃

☆ **定位：** 位于前臂背面桡侧，当阳溪与曲池连线上，肘横纹下 2 寸。

☆ **艾灸方法：** 用艾条温和灸法灸治手三里 5~10 分钟，以局部皮肤潮红为度。

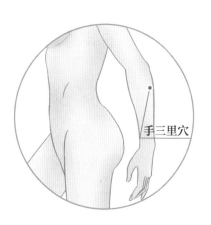

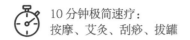
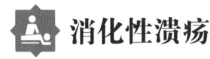 # 消化性溃疡

消化性溃疡，指发生在胃和十二指肠的慢性溃疡，也是多发病。胃酸分泌过多、胃黏膜保护作用减弱、胃排空延缓和胆汁反流、幽门螺杆菌感染、遗传或药物因素、环境或精神因素等，都可引起消化性溃疡。该病症一般呈钝痛、灼痛或饥饿样痛，症状轻者尚可忍耐，但若持续性剧痛则可能溃疡引发穿孔，须及时就诊。十二指肠溃疡较胃溃疡多见，以青壮年多发，男多于女，儿童亦可发病。

中医认为该病症常与脾胃虚弱、饮食不节、情志所伤、寒邪入侵等相关。患者应忌空腹上班或睡觉，应减少烟、酒、辛辣、浓茶、咖啡及某些药物的刺激，多休息、及时进食、服制酸药或以手按压疼痛部位等方法可减轻或缓解疼痛。

极简速疗特效穴位　　太冲　公孙　中脘　神阙

1. 太冲：平肝清热，舒肝养血

☆ **定位：**在足背侧，当第一跖骨间隙的后方凹陷处。

☆ **艾灸方法：**用艾条回旋灸法灸治太冲10~15分钟，至皮肤潮红发热为宜。

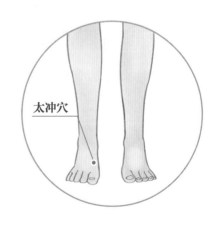

太冲穴

2. 公孙：健脾化湿，和胃止痛

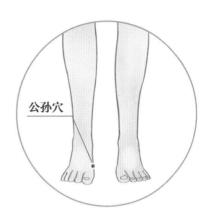

☆ **定位：** 在足内侧缘，第一跖骨基底部的前下方，赤白肉际处。

☆ **艾灸方法：** 用艾条回旋灸法灸治公孙 10~15 分钟，至皮肤潮红发热为宜。

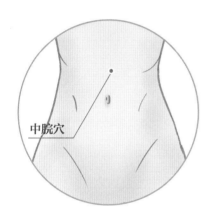

3. 中脘：和胃健脾，降逆利水

☆ **定位：** 位于上腹部，前正中线上，当脐中上 4 寸。

☆ **艾灸方法：** 将艾灸盒放于中脘上灸治 10~15 分钟，以局部皮肤潮红为度。

4. 神阙：温阳救逆，健运脾胃

☆ **定位：** 肚脐眼儿即为神阙穴。

☆ **艾灸方法：** 点燃艾灸盒放于神阙上灸治 10 分钟，以感觉温热舒适为度。

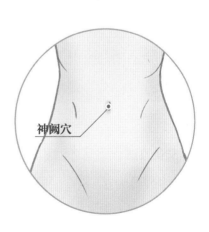

痔疮

常言道："十男九痔""十女十痔"，可见痔疮患者之多。痔疮是肛肠科常见病之一，根据发生部位不同，可分为内痔、外痔和混合痔。内痔位于齿线以上，常便后带血，重者有不同程度的贫血。外痔在肛门齿线外，主要为结缔组织外痔（皮垂、皮赘）和炎性外痔，感染发炎或形成血栓外痔时，如厕时有痛感，有时伴有瘙痒。混合痔是内痔、外痔混合体，主要表现为便血、肛门疼痛及坠胀、肛门瘙痒等。常见的是外痔。

中医认为，痔疮多因平素湿热内积，过食辛辣，久坐久立，或临产用力，大便秘结，久泻久痢等而致体内生风化燥，湿热留滞，浊气瘀血下注肛门而致病。艾灸灸治百会穴，能减少痔疮的坠胀感和抑制肿物突出；灸治肾俞、大肠俞、腰阳关，能升阳举陷、消痔化瘀；灸治三阴交能健脾益气、调理胃肠。

极简速疗特效穴位	百会　肾俞　大肠俞　腰阳关

1. 百会：醒脑开窍，安神定志

☆ **定位：**在头顶正中线与两耳尖连线的交点处。

☆ **艾灸方法：**用艾条温和灸法灸治百会，至皮肤发热为宜。

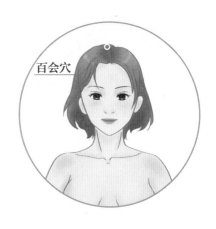

百会穴

2. 肾俞：补益脾肾，调理气机

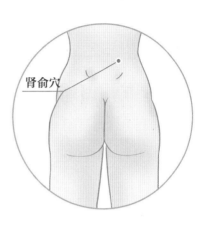

☆ **定位：** 位于腰部，当第二腰椎棘突下，旁开1.5寸。

☆ **艾灸方法：** 取燃着的艾灸盒置于肾俞上灸治10~15分钟，可与大肠俞、腰阳关一同灸治。

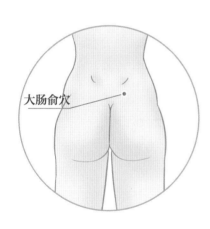

3. 大肠俞：理气化滞，疏调肠腑

☆ **定位：** 俯卧位，在第四腰椎棘突下，腰阳关（督脉）旁开1.5寸处取穴，约与髂嵴高点相平。

☆ **艾灸方法：** 取艾灸盒置于大肠俞上灸治10~15分钟，可与肾俞、腰阳关一同灸治。

4. 腰阳关：强健腰膝，祛寒除湿

☆ **定位：** 位于腰部，当后正中线上，第四腰椎棘突下凹陷中。

☆ **艾灸方法：** 取艾灸盒置于腰阳关上灸治10~15分钟，可与肾俞、大肠俞一同灸治。

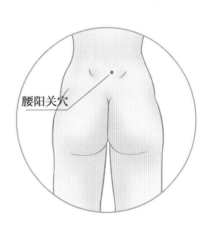

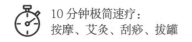

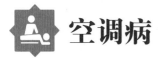 空调病

空调病，指长时间在空调环境下工作学习的人因空气不流通、环境不佳，出现头晕、头痛、上呼吸道感染、疲乏无力、关节酸痛、腰背痛等症状，严重者可引起肺炎、口眼㖞斜、女性痛经等。一般呼吸道、关节肌肉、神经系统最易受累。

空调病多以预防为主，开启空调时间不宜过长，定时关闭空调打开窗户换气；室内外温差不要过大；保证一定的室外活动时间，多喝水，加速体内新陈代谢；空调口尽量不要直吹人体，注意颈肩椎、膝关节等部位保暖；定期清洗空调，减少细菌滋生。

中医认为，空调病多因风寒袭表、暑湿内闭、燥邪犯表。机体受风寒之邪出现筋脉牵引拘急、脾胃功能受损等症状。艾灸灸治相关穴位可祛风散寒、疏通经络、活血化瘀，有效缓解腰膝关节等部位不适。

极简速疗特效穴位 膝阳关 阳陵泉 梁丘 膝眼

1. 膝阳关：祛风化湿，通络利节

☆ **定位：** 位于膝外侧，当阳陵泉上 3 寸，股骨外上髁上方的凹陷处。

☆ **艾灸方法：** 用艾条回旋灸法灸治膝阳关 10~15 分钟，以局部皮肤红晕为度。

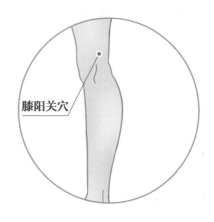

膝阳关穴

2. 阳陵泉：活血化瘀，清热化湿

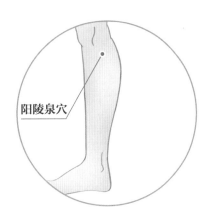

☆ **定位**：位于小腿外侧，当腓骨小头前下方凹陷处。

☆ **艾灸方法**：用艾条回旋灸法灸治阳陵泉10~15分钟，以局部皮肤红晕为度。

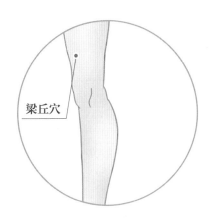

3. 梁丘：调理脾胃，益补气血

☆ **定位**：屈膝位于大腿前面，当髂前上棘与髌底外侧端的连线上，髌底上2寸。

☆ **艾灸方法**：用艾条回旋灸法灸治梁丘10~15分钟，以局部皮肤红晕为度。

4. 膝眼：消肿止痛，疏经通络

☆ **定位**：位于膝部，髌骨下方与髌韧带内侧的凹陷中。

☆ **艾灸方法**：用艾条回旋灸法灸治膝眼10~15分钟。

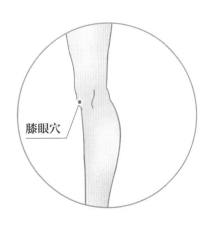

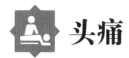
头痛

　　头痛一般指头颅上半部，包括眉弓、耳轮上缘和枕外隆突连线以上部位的疼痛。常表现为胀痛、闷痛、撕裂样痛、针刺样痛，部分伴有血管搏动感及头部紧箍感，以及头晕、恶心、呕吐等症状。头痛程度也有轻有重，时间亦有长有短。颅内感染、颅内占位病变、脑血管疾病、颅外头面部疾病、神经痛，以及全身疾病如急性感染、中毒等均可导致头痛。发病群体也涵盖了青中老年人群。头痛患者应饮食清淡，少食巧克力、乳酪、酒、咖啡、茶叶等，忌食辛辣生冷、保存过久的野味等。

　　中医则认为，头痛由风寒之邪侵袭人体所致。外因为风寒、风热、风湿等病邪侵袭，内因则与肝、脾、肾三脏功能失常、紊乱有关。风寒头痛多发于吹风受寒之后，大致涉及因感受风寒引起发作的偏头痛、群集性头痛、肌紧张性头痛、头部神经痛。

极简速疗特效穴位	太阳　率谷　风池　天柱

1. 太阳：清肝明目，通络止痛

☆ **定位：** 位于耳郭前面，前额两侧，外眼角延长线的上方。

☆ **艾灸方法：** 用艾条回旋灸法灸治太阳10~15 分钟，以局部皮肤潮红为度。

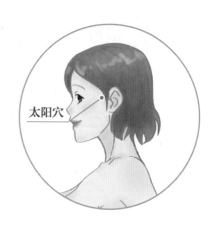

太阳穴

2. 率谷：疏风活络、镇惊止痛

☆ **定位：** 位于头部，当耳尖直上入发际 1.5 寸，角孙直上方。

☆ **艾灸方法：** 用艾条回旋灸法灸治率谷 10~15 分钟，以局部皮肤潮红为度。

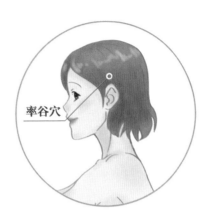

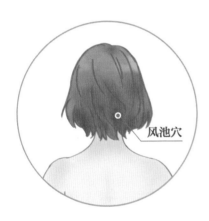

3. 风池：祛风散寒，开窍镇痛

☆ **定位：** 位于后颈部，枕骨下。胸锁乳突肌与斜方肌上端之间的凹陷中。

☆ **艾灸方法：** 用艾条温和灸法灸治两侧风池各 10~15 分钟，至皮肤潮红发热为宜。

4. 天柱：化气壮阳，清头明目

☆ **定位：** 位于项部，大筋（斜方肌）外缘之后发际凹陷处，约当后发际正中旁开 1.3 寸。

☆ **艾灸方法：** 用艾条温和灸法灸治两侧天柱各 10~15 分钟，至皮肤潮红发热为宜。

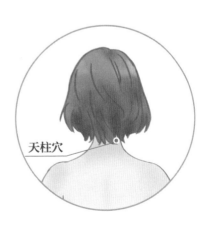

肩周炎

肩周炎，又称肩关节周围炎，俗称凝肩、五十肩，是肩部关节囊和关节周围软组织的一种退行性、炎症性慢性病。患肢肩关节疼痛，昼轻夜重，活动受限，日久肩关节肌肉出现失用性萎缩是其主要症状。本病多发于老年人，女性发病率略高于男性，多见于体力劳动者，或老师、厨师等群体职业病。目前，肩周炎主要是保守治疗，可口服消炎镇痛药，按摩推拿或艾灸等物理治疗，或痛点局部封闭。平时可多进行关节功能练习，如主动与被动外展、旋转、屈伸及环转运动。

中医认为，肩周炎属痹证范围，以风寒湿三气杂合、慢性损伤、外伤为主要致病因素，也与患者身体虚弱、腠理空疏，年老肝肾不足、饮食劳倦内伤，而致气血虚弱、精气不足等因素相关。

极简速疗特效穴位　天宗　肩髃　肩髎　肩井

1. 天宗：舒筋活络，理气消肿

☆ **定位：**肩胛骨冈下窝中央凹陷处，约肩胛冈中点与肩胛骨下角连线的上 1/3 与下 2/3 交点凹陷中。

☆ **艾灸方法：**用艾条隔姜灸法灸治天宗 10~15 分钟，以感到肩背舒适为宜。

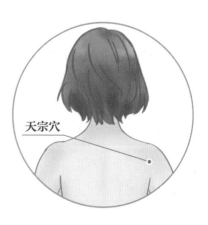

天宗穴

2. 肩髃：祛风通络，通利关节

☆ **定位**：将上臂外展平举，肩关节部出现两个凹窝，在肩峰前下方凹陷处。

☆ **艾灸方法**：用艾条回旋灸法灸治肩髃10~15分钟。

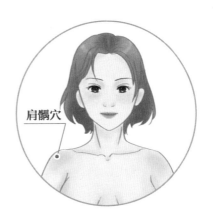

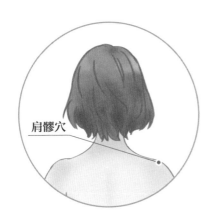

3. 肩髎：祛风除湿，通经活络

☆ **定位**：在肩部，肩髃穴后方，当上臂外展时于肩峰后下方呈现凹陷处。

☆ **艾灸方法**：用艾条回旋灸法灸治肩髎10~15分钟。

4. 肩井：行气活血，疏经通络

☆ **定位**：在肩上，当大椎穴与肩峰端连线的中点，在前胸部正对乳中。

☆ **艾灸方法**：用艾条温和灸法灸治两侧肩井各10~15分钟，以肩颈灵便为宜。

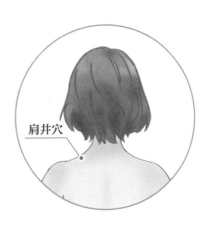

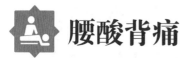

腰酸背痛

　　腰酸背痛是指脊椎骨和关节及其周围软组织等病损的一种症状。大部分病因都是肌肉挛缩、外伤或脊柱变形。错误的姿势极易导致脊柱和关节过早发生不可逆的退行性病变，引起腰酸背痛。学生、办公室工作人员、司机、医生、教师等都是高发人群。因治疗困难、疗程长、容易复发，已成为现代社会难以医治的痼疾。

　　中医认为，本病因感受寒湿、湿热、气滞血瘀、肾亏体虚或跌扑外伤所致。先天禀赋不足，加之劳役负重，或者久病体虚，或者年老体衰，或者房事不节，以致肾之精气亏虚，腰腹失养，而发生腰痛。

极简速疗特效穴位	肾俞　志室　大肠俞　八髎

1. 肾俞：补益脾肾，调理气机

☆ **定位：** 位于腰部，当第二腰椎棘突下，旁开 1.5 寸。

☆ **艾灸方法：** 将艾灸盒置于两侧肾俞上，灸治 10~15 分钟，可与大肠俞一同灸治。

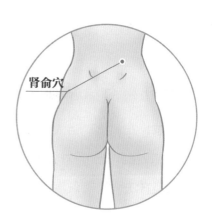

肾俞穴

2. 志室：补肾利湿，强健腰肾

☆ **定位：** 位于腰部，当第二腰椎棘突下，旁开3寸。

☆ **艾灸方法：** 用艾灸盒温和灸治两侧志室各10~15分钟，以感腰背温热为宜。

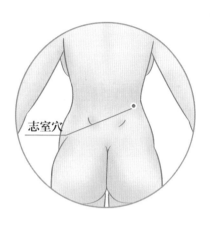

3. 大肠俞：理气化滞，疏调肠腑

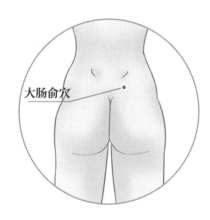

☆ **定位：** 俯卧位，在第四腰椎棘突下，腰阳关（督脉）旁开1.5寸处取穴，约与髂嵴高点相平。

☆ **艾灸方法：** 取艾灸盒置于大肠俞上灸治10~15分钟，可与肾俞一同灸治。

4. 八髎：调理下焦，通经活络

☆ **定位：** 臀部沟旁开约1.5寸所在区域。

☆ **艾灸方法：** 将燃着的艾灸盒固定在八髎上灸治10~15分钟，以皮肤潮红为度。

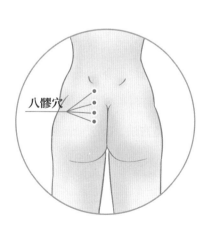

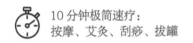

更年期综合征

更年期综合征，指女性从生育期向老年期过渡期间，卵巢功能逐渐衰退，雌激素分泌量减少，从而引起以自主神经功能失调为主的一系列症候群。始发于40岁以上女性，历时久，绝经是重要标志。女性进入更年期，会出现月经紊乱不规则，同时伴有潮热、心悸、胸闷、烦躁不安、激动失眠、多虑抑郁、小便失禁、骨质疏松、乳房下垂或不同程度萎缩等症状。

中医认为本病多由于年老体衰，肾气虚弱或受产育、精神情志等因素的影响，使阴阳失去平衡，引起心、肝、脾、肾等脏腑功能紊乱所致。

极简速疗特效穴位	涌泉　蠡沟　肾俞　足三里

1. 涌泉：滋阴益肾，平肝熄风

☆ **定位：**位于足底部，蜷足时足前部凹陷处，约当足底第二、三趾趾缝纹头端与足跟连线的前1/3与后2/3交点上。

☆ **艾灸方法：**用艾条温和灸法灸治两侧涌泉各10~15分钟。

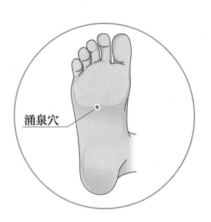

涌泉穴

2. 蠡沟：疏肝理气，调经止带

☆ **定位：** 位于小腿内侧，当足内踝尖上5寸，胫骨内侧面的中央。

☆ **艾灸方法：** 用艾条回旋灸法灸治两侧蠡沟各 10~15 分钟，灸至局部温热为度。

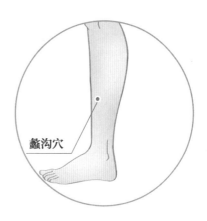

蠡沟穴

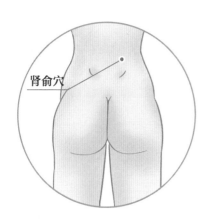

肾俞穴

3. 肾俞：补益脾肾，调理气机

☆ **定位：** 位于腰部，当第二腰椎棘突下，旁开 1.5 寸。

☆ **艾灸方法：** 用艾灸盒置于两侧肾俞上，各灸治 10~15 分钟。

4. 足三里：调理脾胃，燥化脾湿

☆ **定位：** 位于小腿前外侧，当犊鼻下 3 寸，距胫骨前缘一横指（中指）。

☆ **艾灸方法：** 用艾条温和灸法灸治两侧足三里各 10~15 分钟。

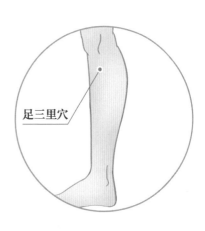

足三里穴

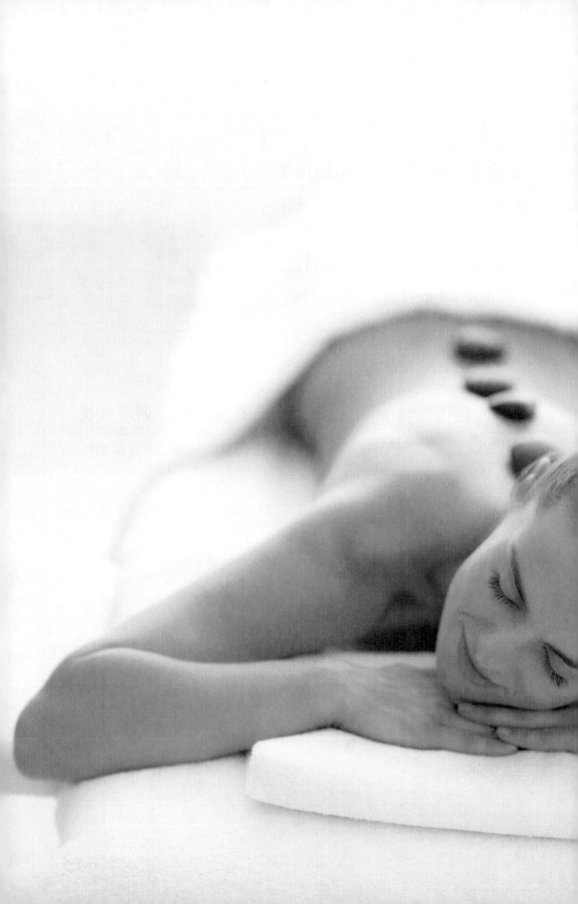

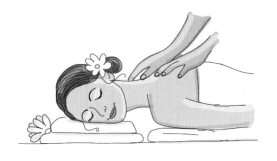

chapter 03

活血化瘀、驱邪排毒——
10分钟刮痧速疗

　　"痧"即经络气血中的痧毒，阻碍气血畅通、引起组织器官病变，故中医有"百病皆可发痧"之说。刮痧，就是用特制的器具和手法，蘸取植物油、药剂或水等润滑介质，在体表穴位进行反复刮擦，使皮肤局部出痧，以达到活血化瘀、驱邪排毒、顺筋通络的治疗作用。刮痧速疗法不仅临床应用十分广泛，而且因其简便、速效的特点而非常适合家庭养生保健。本章主要介绍了刮痧入门基础知识，以及十几种生活常见病的对症治疗，手把手地教会您10分钟居家刮痧速疗。

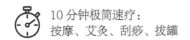

第一节
刮痧入门基础知识全解读

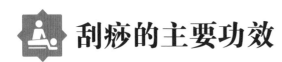 ## 刮痧的主要功效

刮痧集按摩、针灸、拔罐疗法之所长，对人体有理气活血、调节阴阳、舒筋活络、祛邪排毒等作用。

1. 理气活血

刮痧可使气血通达，舒筋活血，改善局部气血瘀滞状态，有效缓解酸痛。同时扩张毛细血管，帮助血液循环，预防高血压，起到活血化瘀、祛瘀生新的作用。

2. 调节阴阳

"阴平阳秘，精神乃治。"中医强调机体阴阳平衡，阴胜则阳病，阳胜则阴病，阳盛则热，阴盛则寒。

刮痧疗法可以调和阴阳，改善脏腑功能，使脏腑阴阳得到平衡。刮痧对阴阳平衡的调节是双向性的。血压不稳者，经刮拭躯干、四肢腧穴后，偏低的血压可升高，偏高的血压亦可降低。病在经络、皮肤表面属表，刮痧宜轻刮；病在脏腑、筋骨者属里，刮痧宜重刮。

3. 舒筋活络

经络可运行全身气血、联系脏腑肢节、沟通上下内外，维持人体的生理功能。经络不通，则气血运行不畅，皮、肉、筋、脉及关节失养而萎缩、疼痛，或五脏不荣、六腑不运。刮痧疗法通过刺激体表经络穴位，舒筋活络，可预防和改善经络气血偏盛、偏衰或气机紊乱等病症。

现代病如颈椎病、肩周炎、腰背痛等，皆因关节囊、韧带、筋膜受损伤，肌肉出现紧张收缩、痉挛疼痛，通过刮痧，可防止肌肉筋膜、韧带、关节囊等发生粘连、纤维化等病理变化，可消除肌肉紧张痉挛，缓解疼痛，利于病灶修复。

4. 祛邪排毒

我们的身体需要通过新陈代谢把体内的废物毒素排出去。刮痧可使局部组织形成高度充血，血管神经受到刺激使血管扩张，使体内废物、毒素加速排出，体内血流畅通，恢复身体代谢活力，增强全身抵抗力，促进康复。

刮痧还可使热邪疾出，以清体内之瘀热、肿毒、脓毒等，达到清热利表之目的，扶正祛邪，止痉散结。

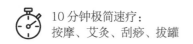
刮痧的适应证和禁忌证

1. 刮痧的适应证

※ 内科

感冒、发热、中暑、头痛失眠、咳嗽、呕吐腹泻、腹痛、急慢性支气管炎、哮喘、急慢性胃炎、水肿等。

※ 五官科

中耳炎、耳鸣耳聋、鼻炎、牙痛、急慢性咽炎、急慢性扁桃体炎、急性结膜炎、口腔溃疡等。

※ 骨伤科

落枕、肩周炎、腰肌劳损、颈椎病、肌肉痉挛、风湿性关节炎等。

※ 妇科

痛经、闭经、月经不调、乳腺增生等。

2. 刮痧的禁忌证

※ 严重贫血、糖尿病晚期、白血病等有出血倾向的病症患者禁止刮痧。

※ 严重心脑血管疾病患者、肝肾功能不全者禁止刮痧。

※ 肿瘤患者手术后，手术局部处禁止刮痧。

※ 有痈疮溃烂等传染性皮肤病、严重下肢静脉曲张者禁止刮痧。

※ 骨折、韧带或肌腱急性扭伤、外科手术疤痕处，一般康复或 3 个月后可进行刮痧。

※ 女性在妊娠期、月经期禁止刮拭腰骶部区域。

※ 囟门未闭小儿禁止刮痧。

如何选购刮痧器具及原料

1. 刮痧板

※ 牛角类

牛角刮痧板多为水牛角。水牛角是一种中药材，可发散行气、活血消肿，软坚润下，清热解毒，凉血定惊。牛角刮痧板质地坚韧且光滑耐用，但忌热水浸泡、火烤或电烤，刮痧后擦干，涂上橄榄油存放。

※ 玉石类

玉石有润肤生肌、清热解毒、镇静安神、辟邪散浊功效。玉石刮痧板质地温润光滑，便于持握，触感舒适，尤其适宜面部刮痧。避免与化学试剂接触或碰撞摔碎。

※ 砭石类

砭石含有多种微量元素，可疏通经络、清热排毒、生热散结，促进新陈代谢，质感细腻、柔和，刮拭触感比较舒服。

2. 刮痧油

刮痧油是刮痧速疗必不可少的润滑剂，包括水、植物油、药油、乳膏类等。皮肤过敏者，有外伤、溃疡、瘢痕者，恶性肿瘤患者等也禁用刮痧油。

※ 水可用凉开水，但水并无特殊治疗效果，一般少用。

※ 植物油一般家常使用的即可，如芝麻油、茶籽油、菜籽油、豆油、花生油、橄榄油等，可滋润皮肤，开泄毛孔，活血行气。

※ 药油刮痧效果更佳，包括红花油、跌打损伤油、风湿油等，也可自治药油使用。有清热解毒、活血化瘀、消炎止痛等作用。

※ 乳膏类，包括凡士林、润肤霜、蛇油、扶他林乳膏或其他美容类乳膏等，具有活血化瘀、通络止痛、养颜消斑、滋养皮肤等作用。

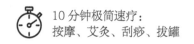
常见的6种刮痧基础手法

刮痧有角刮法、面刮法、平刮法、推刮法、揉刮法、点刮法6种常见手法。

1.角刮法和面刮法

角刮法是使用刮板的角部在穴位处自上而下进行刮拭，刮板面与刮拭方向夹角为45°。有单角刮法和双角刮法。用一个角即单角刮法，以刮痧板凹槽两侧的双角刮即为双角刮法，双角刮法多用于脊椎部刮拭。角刮法不宜用蛮力，以免伤害皮肤。

面刮法是用刮痧板的一半长边或整个长边接触皮肤，刮板倾斜30°~60°度，自上而下或从内到外均匀地向同一方向直线刮拭。

2.平刮法和推刮法

平刮法可参考面刮法操作方法，刮板倾斜角度则小于15°，侧重于向下按压和渗透，速度较为缓慢，适用于敏感的疼痛部位。

推刮法可参考面刮法操作方法，刮板倾斜角度小于45°，刮拭速度慢，按压力大，每次刮拭的长度要短。

3.揉刮法和点刮法

揉刮法以刮痧板整个长边或一半长边接触皮肤，刮痧板倾斜角度小于15°，做弧形旋转刮拭，力度均匀、缓慢、柔和。另一种是垂直揉刮法，即用刮痧板垂直按压穴位。

点刮法是将刮痧板角部与穴位呈90°垂直，向下按压，片刻后抬起使肌肉复原，以此反复操作。多用于无骨骼的软组织处、骨骼缝隙、凹陷部位。

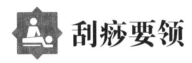 刮痧要领

1. 持板正确姿势

正确持板是掌握刮痧速疗的关键，否则刮痧时容易疲惫且效果不佳。

握持刮痧板时，有单手握板法和双手握板法。单手握板，是把刮痧板的长边横靠在手掌心，拇指和其他四根手指分别握住刮痧板的两边；双手握板，是在单手握板的基础上，放上另一只手作为辅手。

2. 刮痧角度与时间

刮痧板与皮肤夹角一般在15°~90°，45° 应用最多，可缓解疼痛。局部刮痧每次一般为 3~5 分钟，全身刮痧一般为 20~30 分钟。两次刮痧间隔时间在 1 周左右，或是以皮肤上的痧痕痧象消退且按压无痛感为准。

3. 刮痧方向和力度

刮痧时方向应由上向下、由内向外、由肢体近端到肢体远端，进行单方向的刮拭，不要来回刮。

全身刮痧时，刮痧顺序可参考：头→颈→肩→背腰→下肢后侧（俯卧位），上肢→胸腹→下肢前面（仰卧位）。特殊部位采用特殊刮法，如头部可采用梳头式刮法，百会穴用四周放射式刮法，面部应由下向上刮拭。

刮痧施力主要靠指力与腕力，力度由轻到重，速度均匀。

4. 刮痧板使用位置

刮痧板薄边多用于对症治疗，保健养生多用厚边，刮痧板棱角多用于关节穴位或点穴。

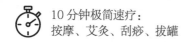
5. 退痧小妙招

刮痧后，皮肤上的痧印比较明显，也不美观，退痧时间长短也因个人体质不同而有区别。体质好的人，两三天一般可消退，体质差的人，需四五天。通过毛巾热敷或多喝水，改善血液循环，促进新陈代谢，可加速退痧。

6. 从痧痕辨识病情

刮痧后皮肤表面会出现不同程度的红、紫、黑等现象，即"痧痕"。痧痕不同也预示着不同的身体反应。

（1）痧痕发黑或呈黑紫色，多血瘀或风寒证。

（2）痧痕色暗或发紫，多气血瘀滞。

（3）痧痕紫红色多湿热症。

（4）痧痕大面积温紫多心寒证。

（5）痧痕青紫色多内寒重。

（6）痧痕淡青色，发紫块多气虚血瘀。

（7）痧痕大面积深红呈热证。

（8）痧痕大面积鲜红，多阳虚火旺，体内血热。

（9）痧象鲜红并伴有痛痒，多有风热症。

（10）痧痕有少量液体分泌，体内有湿热。

（11）痧痕由深转淡、由暗转红，斑块由片变点，表明病情转轻。

（12）刮拭后，未出现明显痧象或只有少量红点，一般提示身体无恙。

刮痧的注意事项及异常反应处理

1. 注意事项

※ 过饥、过饱、过度疲劳、醉酒者，不宜大面积地进行刮痧。

※ 室温适宜，冬季刮痧时注意保暖，夏季刮痧时，不能让风扇或空调风口直接吹刮拭部位。

※ 出痧多少与治疗效果不完全成正比，因此刮痧治疗不可强求出痧。

※ 局部刮痧每次一般为 3~5 分钟，每次刮拭仅限于治疗一种病症，不可同时诊治多种病症。

※ 全身刮痧一般为 20~30 分钟，两次刮痧间隔时间在1 周左右，或至痧退且按压无痛感。刮痧时间太长，次数太多，不利于扶正祛邪。

※ 刮痧后 3 小时内不宜洗澡，以避免风寒之邪侵入体内。

※ 刮痧后，应及时喝热水补充水分，促进新陈代谢。

2. 异常反应处理

※ 少数体质虚弱者如刮痧时间过长，刮痧后会有疲劳反应。注意休息即可很快恢复正常。

※ 出现晕刮反应。发生晕刮时，轻者会出现精神疲倦、头晕目眩、面色苍白、恶心欲呕、出冷汗、心慌、四肢发凉，重者血压下降，出现晕厥。如果有晕刮先兆，可平躺休息，并注意保暖，饮用温开水或糖水。严重的情况下可按压人中穴、百会穴、涌泉穴，若无好转应立即采取急救措施或送往医院。

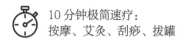
第二节
生活常见病对症刮痧速疗

头痛

　　头痛是临床常见的病症。痛感有轻有重，疼痛时间有长有短，形式也多种多样。常见的症状有胀痛、闷痛、撕裂样痛、针刺样痛，部分伴有血管搏动感及头部紧箍感，以及发热、恶心、呕吐、头晕、食欲不振、肢体困重等症状。

　　头痛的发病原因众多，可分为原发性头痛和继发性头痛。原发性头痛，包括偏头痛、紧张型头痛、丛集性头痛、神经痛等。继发性头痛多涉及颅内病变等疾病，如头颈部外伤、脑血管疾病、颅内感染、颅脑外伤、滥用精神活性药物等。

极简速疗特效穴位　　头维　太阳　翳风　合谷

1.头维：清利头目，止痛镇痉

☆ **定位：** 位于头侧部，当额角发际上 0.5 寸，头正中线旁 4.5 寸处。

☆ **刮痧方法：** 用面刮法自上而下刮拭头维约 30 次，以局部皮肤出现红晕为度。

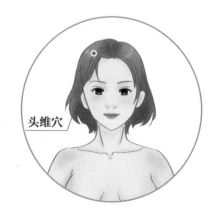
头维穴

2. 太阳：清肝明目，通络止痛

☆ **定位：**位于耳郭前面，前额两侧，外眼角延长线的上方。

☆ **刮痧方法：**以刮痧板角部为着力点刮拭太阳约 30 次，以皮肤潮红发热为度。

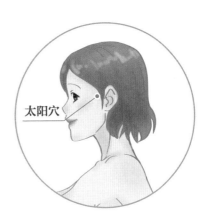

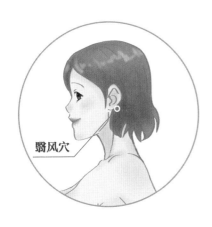

3. 翳风：清肝明目，益气补阳

☆ **定位：**在耳垂后方，当乳突与下颌角之间的凹陷处。

☆ **刮痧方法：**用角刮法刮拭翳风约 30 次，以局部皮肤发热为度。

4. 合谷：通络止痛，疏风解表

☆ **定位：**位于手背，第一、二掌骨间，当第二掌骨桡侧的中点处。

☆ **刮痧方法：**用角刮法以旋转回环的连续动作刮拭两侧合谷各 30 次。

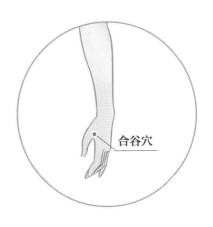

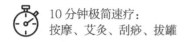
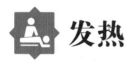 # 发热

　　发热，一般指体温高出正常标准（≥ 37.3℃）。低热为 37~38℃，中热为 38~39℃，高热为 39~41℃，41℃以上为超高热。发热也分为感染性发热和非感染性发热。感染性发热一般由细菌、病毒、肺炎支原体、真菌、螺旋体及寄生虫等各种病原体侵入人体后引起的发热。根据感染源不同可选择有效药物治疗，一般不超过 38℃可先进行物理降温。非感染性发热可由无菌性坏死组织吸收、内分泌与代谢疾病、体温调节中枢功能失常、自主神经功能紊乱等引起。发热患者需卧床休息，多饮水，给予清淡、易消化饮食。

　　中医认为，发热分外感发热和内伤发热两种。外感发热见于感冒、伤寒、瘟疫等病症。内伤发热有阴虚发热、阳虚发热、血虚发热、气虚发热等。

极简速疗特效穴位　　外关　风池　大椎　大杼

1. 外关：祛火疏络，清热解表

☆ **定位：** 位于前臂背侧，当阳池与肘尖的连线上，腕背横纹上 2 寸处，尺骨与桡骨之间。

☆ **刮痧方法：** 用角刮法着力于外关，带动皮下组织回旋刮拭 20 次。

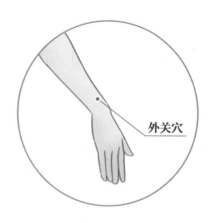
外关穴

2. 风池：祛风散寒，开窍镇痛

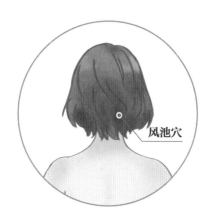

☆ **定位：**位于后颈部，枕骨下，胸锁乳突肌与斜方肌上端之间的凹陷中。

☆ **刮痧方法：**用角刮法刮拭风池30次，力度适中。

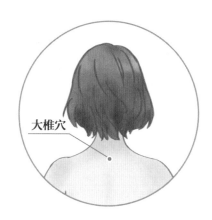

3. 大椎：通经活络，补虚益气

☆ **定位：**位于后正中线上，第七颈椎棘突下凹陷中。

☆ **刮痧方法：**用角刮法由上向下刮拭大椎30次，以出痧为止。

4. 大杼：强筋健骨，清邪除热

☆ **定位：**在背部，当第一胸椎棘突下，旁开1.5寸（两横指）处。

☆ **刮痧方法：**用面刮法由上至下连续刮拭大杼40次，以局部皮肤出现红色痧点为度。

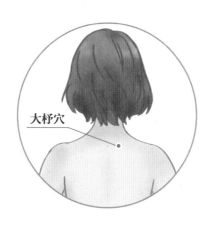

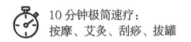

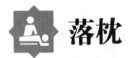

落枕

落枕又称失枕，也是一种生活常见病。多因睡卧时体位不当、颈部受寒、颈部外伤，造成颈部肌肉损伤。好发于青壮年，以春冬季多见，多发生于睡眠后。以颈项部强直酸痛不适，不能转动自如，并向一侧歪斜，甚则疼痛牵引患侧肩背及上肢为主要临床表现。落枕一般导致经络不通、气血凝滞，中医治疗落枕效果比较显著，如按摩推拿、针灸、刮痧热敷等。落枕患者可用热毛巾或热水袋敷脖子或后脑勺，但落枕后的24小时内不建议热敷，以免造成皮下毛细血管破裂而加重炎症反应。落枕后要注意不要睡高、硬的枕头。

极简速疗特效穴位　　大椎　肩外俞　悬钟　天柱

1. 大椎：通经活络，补虚益气

☆ **定位：** 位于后正中线上，第七颈椎棘突下凹陷中。

☆ **刮痧方法：** 用角刮法由上向下刮拭大椎30次，以出痧为止。

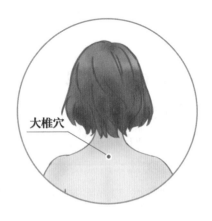

大椎穴

2. 肩外俞：祛风止痛，舒筋活络

☆ **定位：** 在背部，当第一胸椎棘突下，后正中线旁开 3 寸处。

☆ **刮痧方法：** 用角刮法刮拭肩外俞 30 次，至皮肤潮红发热为度，可不出痧。

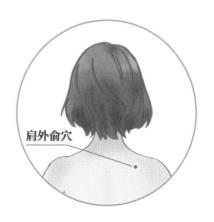

肩外俞穴

3. 悬钟：平肝熄风，疏经止痛

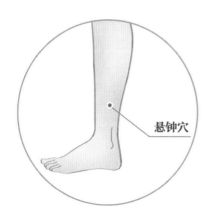

悬钟穴

☆ **定位：** 在小腿外侧，当外踝尖上 3 寸，腓骨前缘。

☆ **刮痧方法：** 用角刮法同时刮拭两侧悬钟 20~30 次，并压揉。

4. 天柱：化气壮阳，清头明目

☆ **定位：** 位于项部，约当后发际正中旁开 1.3 寸处。

☆ **刮痧方法：** 用角刮法刮拭天柱至肩井 50 次，以出痧为度。

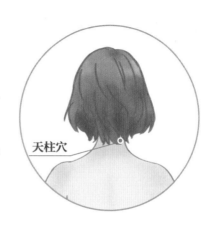

天柱穴

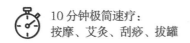
肩周炎

肩周炎，是肩部关节囊和关节周围软组织的一种退行性、炎症性慢性疾病。主要症状是肩部逐渐疼痛，夜间加重，肩关节活动受限，肩关节有广泛性压痛感，并向颈部及肘部放射，还可出现不同程度的三角肌萎缩。本病的好发年龄在50岁左右，所以有"五十肩"之称。

本病的诱发因素包括：肩部长期过度活动，姿势不良导致的慢性损伤；肩部急性挫伤、牵拉伤后治疗不当；如果因肩部外伤不能活动，会导致肩周组织萎缩、粘连；四五十岁的中老年人软组织退行病变；颈椎病，心、肺等疾病致使肩部肌肉持续性痉挛、缺血形成炎性病灶。

极简速疗特效穴位　哑门　肩髃　风池　肩井

1. 哑门：开窍醒脑，疏风通络

☆ **定位：** 在项部，当后发际正中直上 0.5 寸，第一颈椎下。

☆ **刮痧方法：** 用角刮法刮拭哑门 30 次，从上至下刮拭，以局部发热为度，可不出痧。

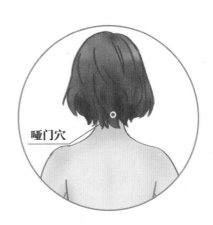
哑门穴

2.肩髃：祛风通络，通利关节

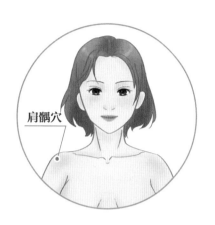

☆ **定位：**将上臂外展平举，肩关节部出现两个凹窝，当肩峰前下方凹陷处。

☆ **刮痧方法：**用角刮法刮拭肩髃，以局部皮肤出现痧点为度。

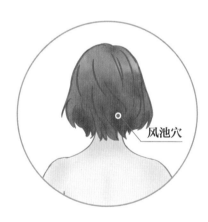

3.风池：祛风散寒，开窍镇痛

☆ **定位：**位于后颈部，枕骨下，胸锁乳突肌与斜方肌上端之间的凹陷中。

☆ **刮痧方法：**用角刮法刮拭风池 30 次，力度适中。

4.肩井：行气活血，疏经通络

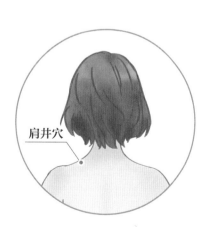

☆ **定位：**在肩上，当大椎与肩峰端连线的中点上，在前胸部正对乳中。

☆ **刮痧方法：**用点刮法刮拭风池 30 次，以肩颈灵便为宜。

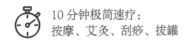

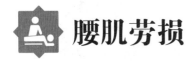 # 腰肌劳损

腰肌劳损是腰痛的常见原因之一，又称功能性腰痛、慢性腰损伤等，是腰部肌肉及其附着点筋膜或骨膜发生的慢性损伤性炎症。腰或腰骶部胀痛、酸痛，反复发作，疼痛程度可随气候变化或劳累程度而变化，如日间劳累加重，休息后可减轻，时轻时重。

中医认为，腰肌劳损由肾气虚弱导致，刮痧可补肾强腰，改善该病症。患者宜远离潮湿之地，防止弯腰过久、伏案过低，勤换姿势，腰部可用靠垫缓解压力，腰部过于肥胖者应控制体重，加强锻炼。

极简速疗特效穴位　承扶　殷门　命门　委中

1. 承扶：疏经活络，通便消痔

☆ **定位：**在大腿后面，臀下横纹的中点。

☆ **刮痧方法：**用刮痧板厚边刮拭承扶 50 次，以出现皮下紫色痧斑为度。

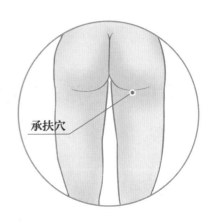

承扶穴

2. 殷门：疏经活络，通便消痔

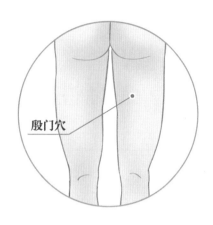

☆ **定位**：位于大腿后面，当承扶与委中的连线上，承扶下 6 寸处。

☆ **刮痧方法**：用面刮法刮拭殷门 50 次，以皮肤出痧为度。

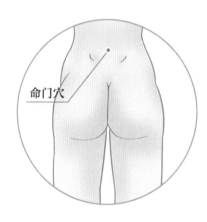

3. 命门：强健腰膝，正元固本

☆ **定位**：在腰部，当后正中线上，第二腰椎棘突下凹陷中。

☆ **刮痧方法**：用面刮法刮拭命门 40~50 次，以出现痧痕为度。

4. 委中：散瘀活血，清热解毒

☆ **定位**：在腘横纹中点，当股二头肌肌腱与半腱肌肌腱的中间。

☆ **刮痧方法**：用面刮法自上而下刮拭委中 20 次，以皮肤出痧为度。

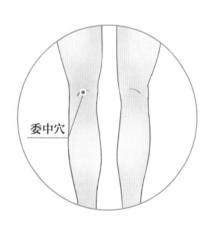

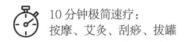
 # 强直性脊柱炎

强直性脊柱炎属风湿病，是以脊柱为主要病变部位的慢性炎症疾病，累及骶髂关节，引起脊柱强直和纤维化，造成不同程度的眼、肺、肌肉、骨骼病变，是自身免疫性疾病。早期无明显不适症状，病情加重会逐渐出现腰、背、颈、臀、髋部疼痛以及关节肿痛，早晨或夜间疼痛明显，重者可发生脊柱畸形和关节强直。

患者应避免长时间维持一个姿势不动，可每间隔 1 小时活动 10 分钟。不宜睡枕头和软床，尽量平躺保持背部直立。热敷可缓解局部疼痛。注意饮食卫生，多喝开水，多吃青菜水果，避免憋尿及便秘。

极简速疗特效穴位　　大椎　承山　夹脊　委中

1. 大椎：通经活络，益气补阳

☆ **定位**：位于后正中线上，第七颈椎棘突下凹陷中。

☆ **刮痧方法**：用面刮法由上至下刮拭大椎 50 次，至出现痧痕为止。

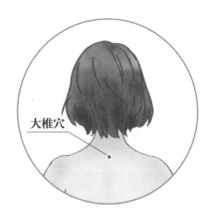

大椎穴

2. 承山：理气止痛，疏经活络

☆ **定位：**在小腿后面正中，委中与昆仑之间，当伸直小腿或足跟上提时腓肠肌肌腹下出现尖角凹陷处。

☆ **刮痧方法：**用面刮法自上而下刮拭承山20 次，以皮肤出痧为度。

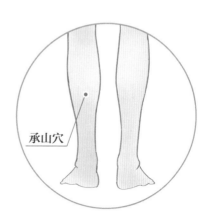

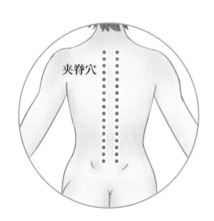

3. 夹脊：调节脏腑，舒筋活络

☆ **定位：**位于背腰部，第一胸椎至第五腰椎棘突下，旁开 0.5 寸处，两侧各有 17 个穴位。

☆ **刮痧方法：**用面刮法从上往下刮拭夹脊30 次，以出痧为度。

4. 委中：散瘀活血，清热解毒

☆ **定位：**在腘横纹中点，当股二头肌肌腱与半腱肌肌腱的中间。

☆ **刮痧方法：**用面刮法自上而下刮拭委中20 次，以皮肤出痧为度。

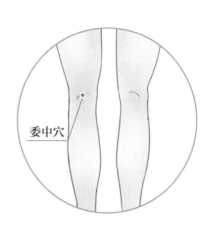

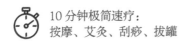
 # 风寒感冒

非由病毒引起的感冒，中医统称为"伤风"。风寒感冒多发于秋冬季节，体质较弱者容易患感冒，常见的临床症状有鼻塞、流涕、咳嗽、头痛、恶寒发热、全身酸楚等，病情较轻的患者病程较短，3~5天可自行痊愈。严重者会引起并发症，如并发肺炎、心肌炎、急性肾炎等，主要由于患者起居失常、冷暖不调、涉水淋雨、过度疲劳或酒后当风等原因导致机体抵抗力下降而发病。症状轻重与人的体质强弱密切相关，坚持自我保健按摩可以增强体质，预防感冒，患者平时应注意保暖，防止受凉，感冒期间多饮温开水，多休息。注意：感冒未好转且症状加重者应及时就医。

极简速疗特效穴位　风门　风池　肺俞　中府

1. 风门：宣肺解表，益气固卫

☆ **定位：** 位于背部，当第二胸椎棘突下，旁开1.5寸处。

☆ **刮痧方法：** 用刮痧板由上向下刮拭风门30次，以出痧为度。

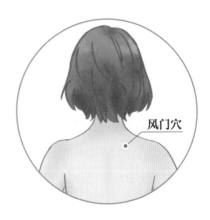

风门穴

2. 风池：祛风散寒，宣肺解表

☆ **定位：** 位于后颈部，枕骨下，胸锁乳突肌与斜方肌上端之间的凹陷中。

☆ **刮痧方法：** 用角刮法由上向下刮拭风池30 次，以出痧为度。

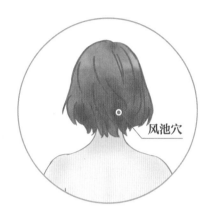

3. 肺俞：调补肺气，止咳平喘

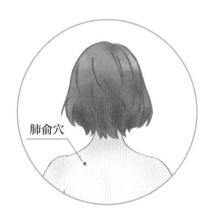

☆ **定位：** 在背部，当第三胸椎棘突下，旁开 1.5 寸（两横指）。

☆ **刮痧方法：** 用面刮法由上向下刮拭肺俞30 次，以出痧为度。

4. 中府：清泻肺热，止咳平喘

☆ **定位：** 位于云门下 1 寸，平第一肋间隙，距前正中线 6 寸。

☆ **刮痧方法：** 用面刮法从外向内反复刮拭中府 30 次，以出痧为度。

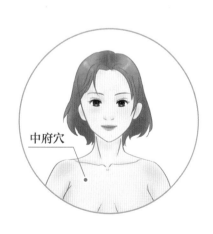

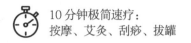
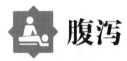腹泻

腹泻是大肠疾病最常见的一种症状，是指排便次数明显超过日常习惯的排便次数，粪质稀薄，水分增多，每日排便总量超过 200 克。腹泻一般分急性腹泻和慢性腹泻。急性腹泻发病急，大多由感染引起，病程持续2~3周，常伴有腹痛、恶心、呕吐及发热，小肠感染常为水样便，大肠感染常含血性便。慢性腹泻的病因比较复杂，肠黏膜本身病变、小肠内细菌繁殖过多、肠道运输功能缺陷、消化能力不足、肠运动紊乱、内分泌疾病和肠道外肿瘤等因素均有可能导致。病程达 2 个月以上或间歇期在 2~4 周内的复发性腹泻，可伴有腹痛、发热、消瘦、腹部包块等症状。

极简速疗特效穴位　建里　天突　脾俞　胃俞

1. 建里：消积化滞，调理脾胃

☆ **定位：** 在上腹部，前正中线上，当脐中上3寸。

☆ **刮痧方法：** 用角刮法刮拭建里30次左右，可不出痧。

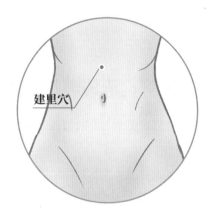

建里穴

2. 天突：宣通肺气，降逆和胃

☆ **定位：** 在颈部，当前正中线上，胸骨上窝中央。

☆ **刮痧方法：** 以角刮法刮拭天突约 30 次，力度适中，可不出痧。

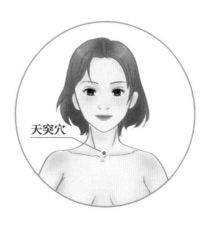

天突穴

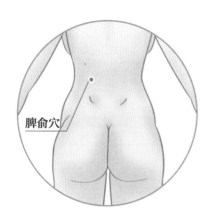

脾俞穴

3. 脾俞：健脾和胃，利湿升清

☆ **定位：** 在背部，当第十一胸椎棘突下，旁开 1.5 寸。

☆ **刮痧方法：** 用刮痧板侧边从上往下刮拭脾俞 2~3 分钟，以皮肤发热为度。

4. 胃俞：和胃健脾，理中降逆

☆ **定位：** 在背部，当第十二胸椎棘突下，旁开 1.5 寸。

☆ **刮痧方法：** 用刮痧板侧边从上往下刮拭胃俞 2~3 分钟，以皮肤发热为度。

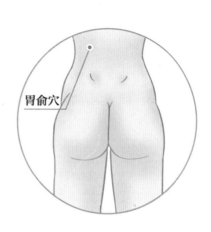

胃俞穴

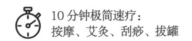
神经衰弱

神经衰弱属神经官能症，是常见的慢性功能性疾病。神经衰弱多源于精神因素。大脑由于长期情绪紧张及精神压力，精神活动能力减弱，主要症状有疲劳乏力、注意力不能集中、睡眠障碍、记忆力减退、对刺激过度敏感、肌肉紧张性疼痛等。神经衰弱者应改善心理紧张状态、缓解精神压力，调整不合理的学习、工作方式，坚持体育锻炼，放松心情。

极简速疗特效穴位　　心俞　百会　风府　风池

1. 心俞：疏络安神，宽胸理气

☆ **定位：**位于背部，当第五胸椎棘突下，旁开1.5寸。

☆ **刮痧方法：**用刮痧板侧边从上向下刮拭心俞30次，以皮肤发热为度。

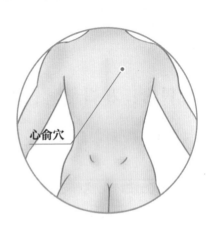

心俞穴

2.百会：升阳举陷，益气醒脑

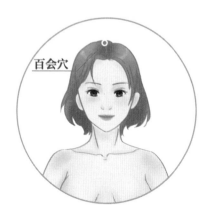

百会穴

☆ **定位**：在头顶正中线与两耳尖连线的交点处。

☆ **刮痧方法**：用角刮法刮拭百会约30次，以头部皮肤发热为度。

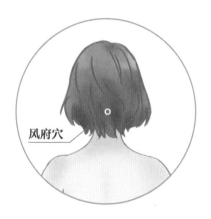

风府穴

3.风府：散热吸湿，通关开窍

☆ **定位**：在项部，后正中线，入发际1寸，枕外隆突直下，两侧斜方肌之间凹陷中。

☆ **刮痧方法**：用角刮法连续刮拭风府30次，可不出痧。

4.风池：祛风散邪，调理气血

☆ **定位**：位于后颈部，枕骨下，胸锁乳突肌与斜方肌上端之间的凹陷中。

☆ **刮痧方法**：用角刮法由上向下刮拭风池30次，以出痧为度。

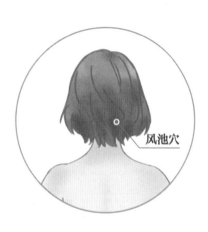

风池穴

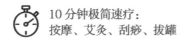

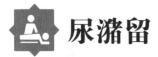 # 尿潴留

尿潴留，指膀胱内积有大量尿液而不能正常排出，可分为急性尿潴留和慢性尿潴留。急性尿潴留起病急骤，膀胱内充满尿液不能排出，令患者胀痛难忍，辗转不安。慢性尿潴留多由持久而严重的梗阻病变引起，一般起病缓慢，病程长，排尿不畅，尿频、尿不尽，下腹胀满不适，可出现充溢性尿失禁。也有一些患者明显上尿路扩张、肾积水，甚至出现尿毒症症状，如虚弱、贫血、呼吸有尿臭味、食欲缺乏、恶心呕吐、贫血、血清肌酐和尿素氮升高等。

极简速疗特效穴位　　膀胱俞　关元　阴陵泉　八髎

1. 膀胱俞：强健腰脊，通利膀胱

☆ **定位：** 在骶部，当骶正中嵴旁 1.5 寸，平第二骶后孔。

☆ **刮痧方法：** 用角刮法从上往下轻刮膀胱俞 30 次，以皮肤出痧为度。

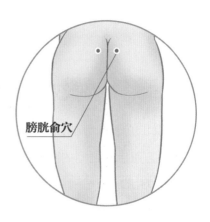

膀胱俞穴

2. 关元：培元固本，导赤通淋

☆ **定位：**位于下腹部，前正中线上，当脐中下3寸。

☆ **刮痧方法：**以角刮法刮拭关元30次，以皮肤发热为度。

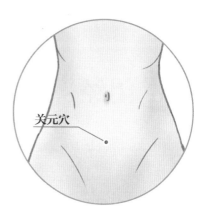

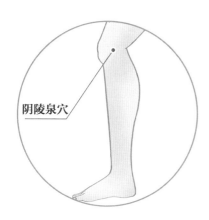

3. 阴陵泉：通利三焦，健脾利水

☆ **定位：**在小腿内侧，当胫骨内侧髁后下方凹陷处。

☆ **刮痧方法：**用角刮法从上往下刮拭阴陵泉30次，以出痧为度。

4. 八髎：调理下焦，通经活络

☆ **定位：**臀部沟旁开约1.5寸所在区域。

☆ **刮痧方法：**用角刮法刮拭骶部30次，力度轻柔，以皮肤潮红为度。

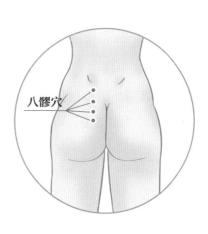

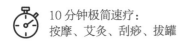
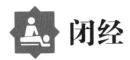 # 闭经

闭经，指妇女应来月经但仍未来，病因分为原发性、继发性、生理性和病理性。原发性闭经为女性年龄大于14岁，但第二性征未发育；或年龄大于16岁，第二性征已发育，月经仍未来潮。继发性闭经指有正常月经周期，月经停止6个月以上，或停止3个月经周期以上。生理性闭经，指妊娠期、哺乳期和绝经期后的无月经。病理性闭经指由功能性或器质性病变引起的闭经。非正常闭经的女性，多形体瘦弱、精神疲倦、忧郁恼怒等。

中医认为，本病因肝肾不足、气血虚弱或气滞血瘀、寒凝气结所致。闭经女性平时应保持平和心态，适当运动，多吃水果蔬菜。

极简速疗特效穴位　　足三里　三阴交　血海　肾俞

1. 足三里：调理脾胃，燥化脾湿

☆ **定位：** 位于小腿前外侧，当犊鼻下3寸，距胫骨前缘一横指（中指）。

☆ **刮痧方法：** 用角刮法由上往下刮拭足三里20次，力度略重，可不出痧。

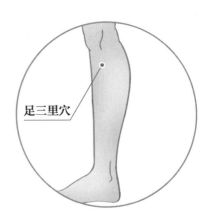
足三里穴

2. 三阴交：调补肝肾，行气活血

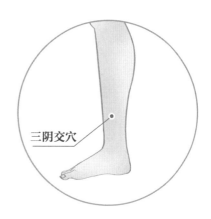

三阴交穴

☆ **定位：** 位于小腿内侧，当足内踝尖上 3 寸，胫骨内侧缘后方。

☆ **刮痧方法：** 用角刮法从上往下刮拭三阴交 30 次，力度略重，以皮肤出痧为度。

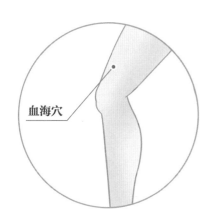

血海穴

3. 血海：健脾化湿，调理经血

☆ **定位：** 在大腿内侧，髌骨内侧端上 2 寸，当股四头肌内侧头的隆起处。

☆ **刮痧方法：** 用刮痧板厚边以 45° 倾斜角刮拭血海 30 次，以皮肤出痧为度。

4. 肾俞：补益脾肾，强健腰肌

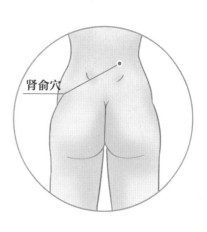

肾俞穴

☆ **定位：** 位于腰部，当第二腰椎棘突下，旁开 1.5 寸。

☆ **刮痧方法：** 用面刮法由内而外、由轻渐重刮拭肾俞约 20 次，以皮肤出痧为度。

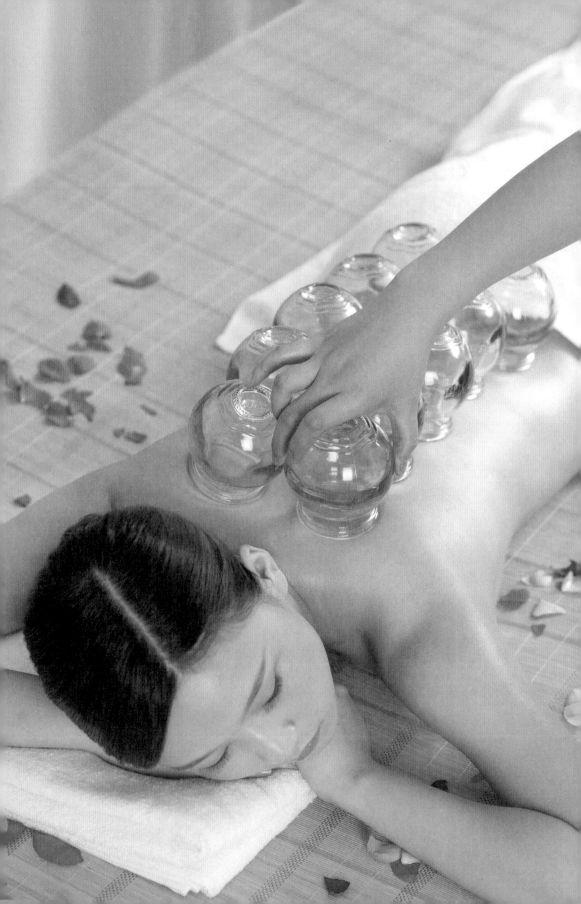

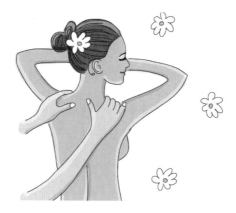

chapter 04

祛病强身增免疫——
10分钟拔罐速疗

　　拔罐疗法，古称"角法"，又称"火罐气""吸筒疗法"等，以罐为工具，利用燃烧排除罐内空气，造成负压，将罐吸附于穴位部位，产生温热刺激，活血化瘀，达到防病治病目的。拔罐速疗操作简便、疗效显著、经济实惠，比较适合居家养生保健。本章主要介绍了拔罐的入门基础知识以及十几种生活常见病的对症治疗，手把手地教会您如何进行10分钟居家拔罐速疗。

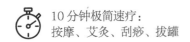

第一节
拔罐入门基础知识全解读

 拔罐的主要功效

拔罐速疗能逐寒祛湿、疏通经络、行气活血、消肿止痛、拔毒泻热，可以调节人体阴阳平衡、增强体质，从而达到扶正祛邪、治愈疾病的目的，成为一种日渐流行的家庭保健方式。

1. 温经散寒，清热解毒

火罐吸附皮肤形成温热刺激，通过经络传导给相应的内脏器官，使体内寒邪得以排出体外。温热刺激能使血管扩张，促进血液循环，加快新陈代谢，排出体内的废物、毒素，增强白细胞、网状细胞的吞噬活力，以及机体的抵抗力，起到温经散寒、清热解毒等作用，从而达到促使疾病好转的目的。

2. 发汗解表，疏经通络

拔罐后汗液排泄增加，可排泄出体内尿素、尿酸、乳酸、肌酐等代谢废物，使外入之病邪从外而解。通过吸附作用，使皮肤局部毛细血管充血扩张，祛风除湿、行气解表，可使关节通利、发汗解表、镇痛去痹，即"风寒邪气随气出"。

3. 活血行气，化瘀祛滞

寒则气凝，瘀则气滞，气行则血行，气滞则血瘀。由于寒、气、血互为因果，而致气滞血瘀病变。拔罐可以良性刺激皮肤的神经反射作用，可促进血液循环，活血行气。

4. 拔毒排脓，消肿止痛

拔罐疗法产生的负压吸力很强，可吸附出有害物质，增强血流，使邪去而肿消、络通而痛止，对治疗痈疖、恶血瘀滞、邪毒郁结等有特效。

5. 均衡阴阳，调和脏腑

阳充沛热，阴充沛寒。拔罐能够均衡阴阳，在大椎穴拔罐可以医治发热的病症，而在关元穴拔罐是治疗寒凉的病症。拔罐可使体表穴位造成血肿、瘀血等转变，达到医治各种各样五脏六腑病症的目的。

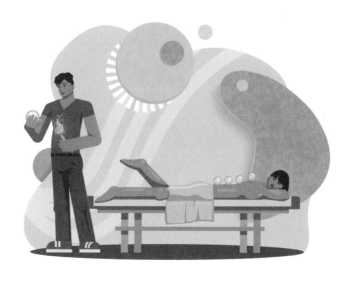

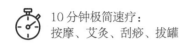
 # 拔罐的适应证和禁忌证

拔罐疗法适用范围很广泛，很多病症都可对症治疗，如风湿痹痛、神经麻痹、腹痛、腰背痛、痛经、头痛、感冒、咳嗽、哮喘、消化不良、胃脘痛、眩晕、丹毒、红丝疔、毒蛇咬伤、疮疡初起未溃等。但有些疾病使用拔罐治疗反而会适得其反。因此，使用拔罐疗法时要清楚适应证和禁忌证。

1. 拔罐的适应证

※ 内科

感冒、咳嗽、哮喘、心悸、健忘、胃脘痛、呕吐、泄泻、便秘、腹痛、胃下垂、眩晕、风湿等。

※ 外科

丹毒、疖病、乳腺炎、脱肛、急性阑尾炎、急性胆绞痛、急性胰腺炎、急性输尿管结石等。

※ 骨科

落枕、颈椎病、腰椎间盘突出、腰肌劳损、急性腰扭伤、肩周炎、肱骨外上髁炎、坐骨神经痛、三叉神经痛、肋软骨炎、肋间神经痛、类风湿性关节炎等。

※ 皮肤科

带状疱疹、斑秃、湿疹、风疹、痤疮等。

※ 五官科

沙眼、目痒、远视、近视、视神经萎缩、鼻塞、咽喉肿痛、扁桃体炎、口疮、牙痛、下颌关节紊乱等。

※ 妇科

月经不调、闭经、痛经、白带异常、妊娠呕吐、产后缺乳、产后腹痛、阴痒、不孕、产后大便困难等。

※ 男科

遗精、阳痿、不育等。

※ 儿科

小儿发热、小儿呕吐、小儿泄泻、小儿厌食、小儿遗尿、腮腺炎等。

2. 拔罐的禁忌证

※ 有皮肤传染病、皮肤严重过敏、皮肤破损溃烂或全身枯瘦、皮肤失去弹力者。

※ 醉酒、过饥、过饱、过渴、过度疲劳者。

※ 患恶性肿瘤、重度心脏病、心力衰竭、活动性肺结核者，全身剧烈抽搐或烦躁不安者。

※ 紫癜、血小板减少症、白血病、血友病等凝血功能差、具有出血倾向的疾病患者。

※ 外伤、骨折、水肿、静脉曲张、肾衰竭、肝硬化腹水等患者。

※ 前后阴、乳头、肚脐、心脏搏动处、毛发多的地方。

※ 月经期妇女，或妊娠妇女的下腹及腰骶部。

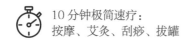
 # 如何选购拔罐器具及辅助原料

拔罐疗法使用的器具尤为关键，不同的疾病要用不同的器具。拔罐器具种类繁多，从古代兽角罐开始，逐渐发展为竹罐、玻璃罐、陶罐、橡胶罐、抽气罐等。近年来，由于现代医学技术的发展，磁疗罐、真空罐、红外线罐、紫外线罐、激光罐、离子罐等新型罐具也相继研制出来，但因造价高、使用复杂，目前仅限于少数医疗机构使用。日常保健拔罐最常用的是玻璃罐、抽气罐、竹罐、陶罐、橡胶罐。

拔罐疗法的器具因制作材料不同而各有优缺点，因此，大家可根据自己实际情况选择合适的拔罐工具。拔罐疗法所需的辅助原料常包括酒精等燃料、消毒用品、润滑剂以及针具等。不同的拔罐方法，需要用到的辅助原料也不相同。

1. 拔罐器具

※ 玻璃罐

玻璃罐是目前居家拔罐最常用的器具。由玻璃加工制成，一般分为大、中、小3种型号。形状如球状，下端开口，小口大肚。优点是罐口光滑，质地透明，使用时可观察到拔罐皮肤部位的充血或瘀血程度，便于掌握拔罐的情况。缺点则是易摔碎损坏。

※ 抽气罐

抽气罐，即用青霉素、链霉素药瓶或类似的小药瓶，将瓶底磨平制成平滑的罐口，瓶口处的橡胶塞须保留完整以便于抽气。现在也有成品真空枪抽气罐出售，主要由有机玻璃或透明工程塑料制成，形如吊钟，上置活塞便于抽气。抽气罐的优点在于不需点火，使用安全，可避免烫伤，也可随意调节罐内负压，控制吸力，便于观察等。从安全性而言，是居家治疗最适用的拔罐工具。因其玻璃材质，缺点与玻璃罐一样，都易碎。

※ 竹罐

竹罐多用成熟的毛竹制成，一端留节为底，另一端打磨光滑作为罐口，长约10厘米，不同粗细的竹筒可制成大小规格不同的竹罐。其优点是取材容易，制作简便，价廉轻巧，不易破碎，吸收药液效果好；缺点在于易燥裂漏气，吸附力不大，且不便于观察皮肤变化。竹罐多用于中药煎煮后做药罐药熏。

※ 陶罐

陶罐多用陶土烧制而成，两端小，中间粗，底平，口径大小不一，一般分为大、中、小3种型号。优点是吸力强，缺点是易碎，不易观察皮肤变化。

※ 橡胶罐

橡胶罐用橡胶制成，有多种形状和规格。优点是不易破损，不用点火，安全、便携易操作。

2. 拔罐辅助原料

※ 燃料

酒精是拔罐疗法中常用的燃料之一，一般选用质量分数为75%~95%的酒精。酒精优点在于热能高、火力旺，负压大、吸力强，盖罐后可速灭火，不易烫伤皮肤。

如果没有酒精，可用度数稍高的白酒代替。也可用质薄易燃的纸片作为拔罐燃料，但其燃点低、热力不够，会影响排气，如有不慎还会烫伤皮肤。

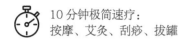
※ 消毒用品

拔罐前可准备一些棉签、酒精及脱脂棉球等消毒用品，对拔罐器具和皮肤部位进行消毒，亦可用于拔罐时燃火、排气等。此外，还需备些干净纱布或医用胶布、烫伤药膏等作为应急之用。

※ 润滑剂

润滑剂多用在拔罐前，涂于拔罐部位和罐口起润滑作用，加强皮肤与罐口的密接度，增强吸力。拔罐速疗常用的润滑剂包括凡士林、植物油、液状石蜡、按摩乳等，也可选用红花油、松节油等具有药性的油剂，药油剂更有活血止痛、消毒杀菌的功效。

※ 针具或药物

针具或药物等辅助原料多用于针罐法、刺血罐法、竹罐法等，不太适合居家自我拔罐使用。针具一般包括针灸毫针、三棱针、皮肤针等。药物多见于竹罐法，主要以活血化瘀、温经散寒、清热解毒类为主，用这些药物浸泡竹罐或将药物涂于患处再施以拔罐疗法。

拔罐的8种基础方法

根据患者的不同病情，拔罐的方法也是多种多样。下面介绍8种常用的拔罐手法：闪罐法、转罐法、留罐法、走罐法、响罐法、药罐法、留针拔罐法、刺血拔罐法。

1. 闪罐法

闪罐法，指用闪火法（用镊子或止血钳夹住蘸有适量酒精的棉球点燃后送入罐底再立即抽出）将罐子吸附在皮肤后立即拔下，再用闪火法将罐子重新吸附在同一部位，如此反复操作多次，至皮肤潮红发紫为止。一般多用于皮肤不太平整、容易掉罐的部位。闪罐法可使皮肤血液反复充血，以物理刺激改善皮肤血液循环，刺激和兴奋神经和血管机能。适用于外感风寒、肌肉萎缩、局部皮肤麻木迟钝、末梢神经炎，以及身体功能减退等病症。闪罐法在操作时，注意酒精不要蘸太多，避免火焰随酒精流溢烫伤皮肤。闪火棒不要在罐内停留太久，也不能置于罐口处，以免罐具太热烫伤皮肤，如罐子过热，应换另一个罐操作。

2. 走罐法

走罐法又称"推罐法""行罐法""移罐法"，先在皮肤处或罐口涂一层凡士林、风油精、红花油、风湿油、消炎止痛膏、药酒等润滑剂，将罐具吸附在皮肤上，然后手扶罐子进行上下左右或圆周式的往返推拉移动，至皮肤潮红或出现瘀血为止。走罐法宜选用口径较大、罐口较厚且光滑无破损的玻璃罐或有机玻璃罐。不同部位可采用不同的行罐方法，如腰背部可沿垂直方向上下推拉，胸肋部沿肋骨走向左右平行推拉，肩腹部采用罐具自转或在应拔部位旋转移动的方法，四肢部沿长轴方向来回推拉等。

走罐法多适用于病变部位较大、肌肉丰厚而平整的部位，如腹背、腰

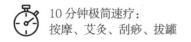
臀、大腿等，或者用于一段经脉的拔罐，不宜在骨骼突出处、小关节处或皮肤细嫩之处推拉。腹、背、腰、臀处一般用大罐，四肢用小罐。注意罐内负压不可过大，否则走罐时疼痛感很强，推罐时用力要均匀。走罐法适用于经络气血不通、脏腑功能失调、风寒湿邪侵袭、肌肤麻木酸痛等病症。

3. 留罐法

留罐法又称坐罐法，指将罐吸附在皮肤后留置10~15分钟，至皮肤潮红、充血或瘀血为止。此法是临床最常用的一种拔罐手法，单罐、多罐皆可。常与走罐法配合使用，即先走罐，再留罐。在留罐期间，也可结合提按、摇动等手法来增强刺激，提高疗效。吸力较大的罐或在夏季、皮肤薄处都不宜留置时间过长。经络受邪、外感表证、气血瘀滞、麻木、消化不良、神经衰弱、高血压等寒邪为主的病症都适用于留罐法。治疗实证用泻法留罐，即用单罐口径大、吸附力大的泻法，或用多罐密排、吸附力大，吸气时拔罐、呼气时起罐的泻法。治疗虚证用补法留罐，即用单罐口径小、吸附力小的补法，或用多罐疏排、吸附力小，呼气时拔罐、吸气时起罐的补法。

4. 转罐法

转罐法，先用闪火法将罐吸于皮肤上，然后手握罐体来回转动。转罐法有更大的牵拉刺激，能增强血液循环和治疗效果。操作时转罐手法宜轻柔，力度要均匀平稳。

5. 响罐法

响罐法，指在罐具吸定后，稍加推拉或旋转随即用力将罐具拔下，发出"啪"的响声，反复吸附，以皮肤潮红或呈紫红色为度。通常用小口径罐具在局部面积较小的部位施术，常与留罐法或闪罐法配合使用。

6. 药罐法

药罐疗法，主要使用竹罐或抽气罐。先在抽气罐内放入罐子体积1/2的药液，然后抽去空气，使罐吸附在皮肤上；或将竹罐放入药液中煮10~20分钟，然后拿出甩净药液迅速扣在拔罐部位上。药罐疗法可发挥药物和拔罐的双重作用，药物常用生姜、风湿酒等，或根据需要配制。

7. 留针拔罐法

又称针罐法，将针刺和拔罐相结合，先针刺待得气后留针，再以针为中心点将火罐拔上，留置10~15分钟，然后起罐拔针。留针拔罐法一般采用玻璃罐，以便于观察罐内情况，选用的是合适规格的毫针，针刺后，留在皮面上的针杆长度要小于罐腔的高度，否则会将针柄压弯引起疼痛。

该方法具有针刺与拔罐的双重治疗作用，其治疗效果往往比单用拔罐效果更佳，但也比较危险，一般不用于居家治疗，多见于医疗机构，适用于顽固性痹痛、各种软组织急慢性损伤等病症。

8. 刺血拔罐法

又称刺络拔罐，将刺络放血和拔罐相结合，在皮肤消毒后，用三棱针点刺出血或用皮肤针叩打后再行拔罐，使之出血，一般针后拔罐留置10~15分钟，起罐后用消毒棉球擦干渗血。

刺血拔罐疗法也比较危险，不适合居家拔罐。一般适用于风湿痛、神经性皮炎、丹毒、皮肤瘙痒、感染性热病等病症，不适于虚寒体质者或患有糖尿病、白血病等有出血倾向者。

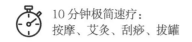
 # 从拔罐印痕辨识病情

拔罐速疗不可避免会留有各种印痕，不同的印痕对应不同的体质，体现不同的病症问题。可以说从印痕深浅及颜色就能辨识各种病情。

※ 罐印紫黑发暗，一般表示体内供血不足，行经不畅，多为气滞血瘀之象。若印痕数日不退，表示病程已久，所需治疗时间更长。若有大面积黑紫印痕，则提示风寒所犯。

※ 罐印为紫色散点，深浅不一，一般提示为气滞血瘀症。

※ 罐印发紫并伴有斑块，一般表示有寒凝血瘀之症，罐口部分呈紫黑色，多为火毒。

※ 罐印鲜红而艳，一般表示阴虚，气血两虚、阴虚火旺、风热证者。

※ 罐印红而暗，则表示血脂高，且有热邪。

※ 罐印发青并伴有斑块，一般表示虚证为主，兼有血瘀，如肾虚、脾虚等。

※ 罐印灰白，触之无温，发凉，起白水疱，多为风湿重；罐口部位皮肤仅发白，表明多是贫血，有虚寒、湿邪之症；罐口部位皮肤发白，发凉但不起白水疱，多是风寒较重。如白疱夹有白沫，又痒，则是风寒、风湿正在排出。

※ 罐印深红、紫黑、丹痧，或者揉按有微痛并且身体发热者，表示患有热毒症；身体无发热者，表示患有瘀症。

※ 拔罐区出现水疱、水肿，表示体内水湿邪气过多，患有气病之症。若水疱内有血水，提示体内有热邪湿毒。若起黄水疱或黄绿疱，出现脓水及黏稠物、果冻样物，多有重度炎症。

※ 罐印表面有纹路并且微痒，表示风邪侵袭、湿证。

※ 无罐印，或者起罐后虽有轻度潮红但随即消失，多表示病邪尚轻。若起罐过早也会无罐印，可多拔几次。

※ 拔罐部位疼痛，表示体内有火毒；先痛后痒，表示先排火毒，后排风寒湿邪，连续拔罐治疗后，罐印颜色变浅或减少说明病情减轻或逐渐痊愈。

拔罐的注意事项

※ 拔罐时室内提前流通空气，保持温度适中。夏季避免开空调或风扇对着患者直吹，冬季做好室内保暖，避免受凉感冒。

※ 拔罐速疗以俯卧位为主，充分暴露拔罐部位，最好先洗净擦干患处。

※ 初次拔罐者或年老体弱者，宜采取卧位，宜用中、小号罐具，且用罐数量要少。

※ 骨性突出部位、血管多的部位、心尖搏动处、乳房等，一般不宜拔罐。

※ 用酒精不要过多，不要将罐口烧热，以免烫伤局部皮肤。

※ 拔罐过程中，体位切勿移动，以免火罐脱落导致受伤。

※ 罐具吸附力过大时，可按挤一侧罐口边缘的皮肤，放入空气以便更好地拔罐。

※ 拔罐速疗应轮流取穴，一次不宜吸附太多穴位。局部瘀血尚未消退，不应再于原部位重复拔罐。

※ 拔罐顺序应从上到下，罐具型号应上小下大。控制用罐数量，吸力适中，罐具间距离不宜太近，以免罐具牵拉皮肤产生疼痛或罐具互相挤压而脱落。

※ 拔罐后可喝温开水排毒，3小时内不宜洗澡，以免皮肤破损、发炎、受凉。

※ 若烫伤或留罐时间太长致皮肤起水疱时，小水疱一般不需要处理，敷以消毒纱布，防止擦破；大水疱需用消毒针挑破，涂上甲紫药水或清凉油，或用消毒纱布包敷。

※ 针刺或刺络拔罐时，若用火力排气，须待消毒部位酒精完全挥发后方可拔罐，否则易灼伤皮肤。留针拔罐时，要防止肌肉牵拉而造成弯针或折针，发现此类情况后要及时起罐，拔出针具。

※ 拔罐过程中，若患者出现面色苍白、出冷汗、头晕目眩、血压下降、心慌心悸、恶心呕吐、四肢发冷等症状，即为晕罐。出现晕罐反应，应及时取下罐具，让患者仰卧休息，可饮用温开水或糖水缓解。晕罐反应严重者，掐按人中、合谷、百会、足三里、太冲等穴位，或及时就医。

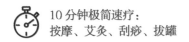

第二节
生活常见病对症拔罐速疗

膝关节炎

　　膝关节炎是软骨和关节边缘骨赘的慢性退化性疾病，也是最常见的关节炎，伴有膝盖疼痛肿胀不适、关节僵硬麻木、屈伸不利等主要症状。病因主要是软骨磨损，多发于中老年人群或体重超重者。膝关节炎还伴有膝关节滑膜炎、韧带损伤、半月板损伤、产生膝关节游离体等关节疾病。患者遇寒遇冷会疼痛加重，应及时保暖，尤其在寒冬季、夏季空调房更要注意。热敷、热水浸泡等方式均有利于促进局部血液循环。

极简速疗特效穴位　　鹤顶　梁丘　承山　委中

1.鹤顶：通利关节，祛风除湿

☆ **定位：**在膝上部，髌底的中点上方凹陷处。

☆ **拔罐方法：**采取闪火法将罐吸附在穴位上，留罐10~15分钟。

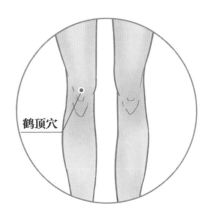

鹤顶穴

2. 梁丘：调理脾胃，益补气血

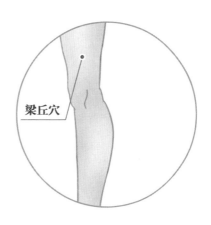

☆ **定位：**位于大腿前面，当髂前上棘与髌底外侧端的连线上，髌底上 2 寸。

☆ **拔罐方法：**采取闪火法将罐吸附在穴位上，留罐 10~15 分钟。

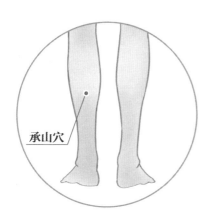

3. 承山：理气止痛，疏经活络

☆ **定位：**在小腿后面正中，委中与昆仑之间，当伸直小腿或足跟上提时腓肠肌肌腹下出现尖角凹陷处。

☆ **拔罐方法：**采取闪火法将罐吸附在穴位上，留罐 10~15 分钟。

4. 委中：散瘀活血，清热解毒

☆ **定位：**在腘横纹中点，当股二头肌肌腱与半腱肌肌腱的中间。

☆ **拔罐方法：**采取闪火法将罐吸附在穴位上，留罐 10~15 分钟。

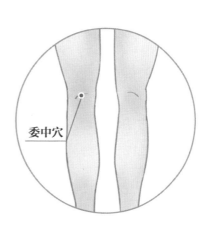

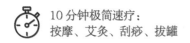

咳嗽

咳嗽,是一种呼吸道常见病症,由气管、支气管黏膜或胸膜受炎症、异物刺激等引起。可伴有发热、胸痛、咽痒、咳痰、咯血、气促等表现。

一般性咳嗽可清除呼吸道异物和分泌物,但如果咳嗽严重且不停,并由急性转为慢性,反复发病,还伴有胸闷、咽痒、喘气等,则须及时治疗。

咳嗽病因主要在于肺脏疾病,但其他脏腑疾病累及肺脏时,也会出现咳嗽。

绝大部分咳嗽由呼吸道疾病引起,预防呼吸道疾病是预防咳嗽的关键。平时应加强锻炼,多进行户外活动,提高免疫力;根据气温及时增减衣服,免疫力低的人过冷过热容易生病;室内可常开窗通风,增加新鲜空气;少去人流拥挤、空气不流通的场所;咳嗽时可食用梨和萝卜等食物。

极简速疗特效穴位	风门 身柱 肺俞 中府

1. 风门:宣肺解表,益气固卫

☆ **定位:** 位于背部,当第二胸椎棘突下,旁开1.5寸。

☆ **拔罐方法:** 采取闪火法将罐吸附在穴位上,留罐10~15分钟。

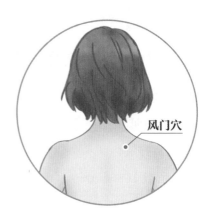

风门穴

2. 身柱：宣肺清热，清心宁神

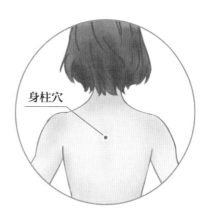

身柱穴

☆ **定位：** 在背部，当后正中线上，第三胸椎棘突下凹陷中。

☆ **拔罐方法：** 采取闪火法将罐吸附在穴位上，留罐 10~15 分钟。

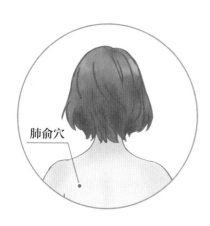

肺俞穴

3. 肺俞：调补肺气，止咳平喘

☆ **定位：** 在背部，当第三胸椎棘突下，旁开 1.5 寸（两横指）。

☆ **拔罐方法：** 采取闪火法将罐吸附在穴位上，留罐 10~15 分钟。

4. 中府：清泻肺热，止咳平喘

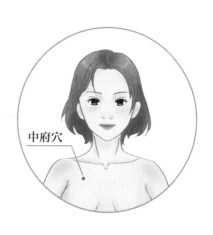

中府穴

☆ **定位：** 位于云门下 1 寸，平第一肋间隙，距前正中线 6 寸。

☆ **拔罐方法：** 用拔罐器将罐吸附在穴位上，留罐 10 分钟。

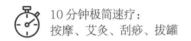
支气管哮喘

支气管哮喘，是以气管慢性炎症为特征的异质性疾病。表现为喘息、气促、胸闷、咳嗽等症状，哮喘患者多在夜间或清晨加重。

一年四季均可发病，尤以秋冬季节发病较多。过敏体质及空气污染、吸烟、吸入冷空气或呼吸道感染等外界环境影响都可诱发哮喘，多与基因遗传有关。

中医认为，支气管哮喘由宿痰内伏于肺，因外邪、饮食、情志、劳倦等诱因而引发，以致痰阻气道、肺失肃降、气道挛急。

支气管哮喘轻症较容易恢复，若病情重、气管反应性增高明显，或伴有其他过敏性疾病则不易控制。如长期发作、并发慢性阻塞性肺疾病或肺源性心脏病者，一般治疗预后不良。

极简速疗特效穴位	肺俞 定喘 脾俞 丰隆

1. 肺俞：调补肺气，止咳平喘

☆ **定位：** 在背部，当第三胸椎棘突下，旁开1.5寸（两横指）。

☆ **拔罐方法：** 采取闪火法将罐吸附在穴位上，留罐10~15分钟。

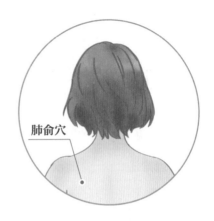

肺俞穴

2. 定喘：止咳平喘，通利肺气

☆ **定位：** 位于后正中线上，第七颈椎棘突下，旁开 0.5 寸处。

☆ **拔罐方法：** 用闪火法将罐吸附在穴位上，留罐 10 分钟，以出现瘀血为度。

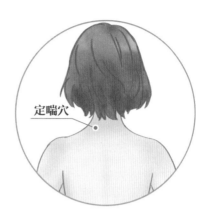

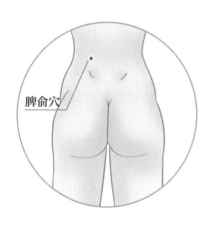

3. 脾俞：健脾和胃，利湿升清

☆ **定位：** 在背部，当第十一胸椎棘突下，旁开 1.5 寸。

☆ **拔罐方法：** 用闪火法将罐吸附在穴位上，留罐 10 分钟。

4. 丰隆：健脾化痰，和胃降逆

☆ **定位：** 小腿前外侧，外踝尖向上 8 寸，距胫骨前缘 2 寸。

☆ **拔罐方法：** 用闪火法将罐吸附在穴位上，留罐 10 分钟，以出现瘀血为度。

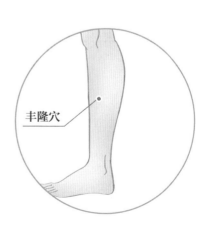

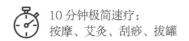

牙痛

牙痛，是口腔疾病中常见的症状，是多种牙齿疾病和牙周疾病常见症状之一。牙痛大多由牙龈炎、牙周炎、龋齿或牙外伤而导致牙髓感染所引起，如不注意口腔卫生、不正确的刷牙习惯、缺乏维生素，牙齿受到食物残渣、细菌等物长期刺激等。患牙痛者大多牙齿疼痛难忍，牙龈肿胀，咀嚼困难，口渴口臭，遇冷热酸甜刺痛加重。有的牙龈鲜红或肿胀，龈缘糜烂或肉芽组织增生外翻，刷牙或吃东西时牙龈很容易出血。

中医认为，手足阳明经分别入上下齿，大肠、胃腑有热，或风邪外袭经络，郁于阳明经而化火，火邪循经上炎而引起牙痛；肾主骨，齿为骨之余，肾阴不足，虚火上炎也可引起牙痛。

极简速疗特效穴位 颊车 下关 行间 大椎

1. 颊车：祛风清热，开关通络

☆ **定位：** 在面侧部，当咬紧牙关时，肌肉隆起处。

☆ **拔罐方法：** 采用留罐法，留罐 10~15 分钟。

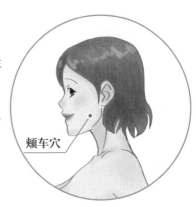

颊车穴

2.下关：消肿止痛，益气聪耳

☆ **定位**：在面部，在颧骨下缘中央与下颌切迹之间的凹陷中。

☆ **拔罐方法**：用闪火法将罐吸附在穴位上，留罐5~10分钟。

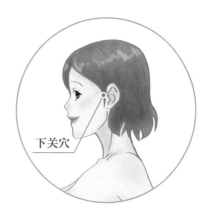

下关穴

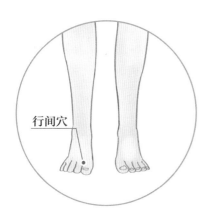

行间穴

3.行间：疏肝泄热，凉血安神

☆ **定位**：在足背，第一、第二趾间，趾根部的后方足背皮肤与足底皮肤交界处。

☆ **拔罐方法**：用闪火法将罐吸附在穴位上，留罐5~10分钟。

4.大椎：通经活络，益气补阳

☆ **定位**：位于后正中线上，第七颈椎棘突下凹陷中。

☆ **拔罐方法**：采用留罐法，留罐10~15分钟。

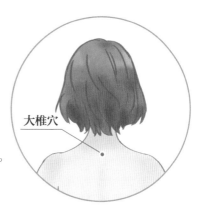

大椎穴

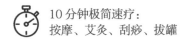
三叉神经痛

三叉神经痛，是最常见的脑神经疾病，指发生在面部一侧或双侧三叉神经分布范围内的疼痛。临床表现为骤发、骤停，疼痛历时数秒或数分钟，呈周期性发作。多为一侧剧烈疼痛，如刀割、电击一般，常伴有面肌抽搐、流泪、流涎、面潮红、结膜充血等症状。

本病多发于中老年人，右侧多发于左侧，发病率随年龄增长而增加。患者应多注意日常保养。饮食规律、营养丰富、清淡为宜。发作时宜选择流食等质软易嚼食物，多吃水果、蔬菜及豆制品，肉类以瘦肉为主。忌吃油炸食品、酸甜辣或寒性等刺激性食物。还要多注意头面部保暖，保持情绪稳定，心情愉快，适当运动，增强体质。

极简速疗特效穴位 风池 肝俞 膈俞 下关

1. 风池：祛风散邪，调理气血

☆ **定位：** 位于项部，当枕骨之下，胸锁乳突肌与斜方肌上端之间的凹陷处。

☆ **拔罐方法：** 用闪火法将罐吸附在穴位上，留罐10分钟。

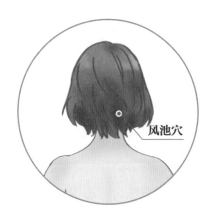

风池穴

2. 肝俞：疏肝理气，降火退热

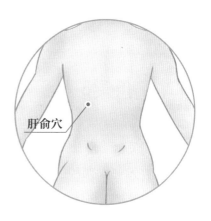

☆ **定位：** 在背部，第九胸椎棘突下，旁开1.5寸处。

☆ **拔罐方法：** 用闪火法将罐吸附在穴位上，留罐10分钟。

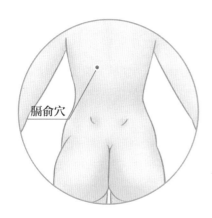

3. 膈俞：活血通脉，理气宽胸

☆ **定位：** 在背部,第七胸椎棘突下,旁开1.5寸处。

☆ **拔罐方法：** 用闪火法将罐吸附在穴位上，留罐5~10分钟。

4. 下关：消肿止痛，益气聪耳

☆ **定位：** 在面部，在颧骨下缘中央与下颌切迹之间的凹陷中。

☆ **拔罐方法：** 用闪火法将罐吸附在穴位上，留罐5~10分钟。

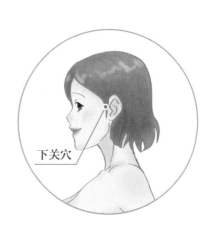

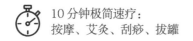
丹毒

丹毒是一种累及真皮浅层淋巴管的急性感染性疾病，潜伏期为2~5天。同时伴有发热、寒战、头痛、呕吐等症状。数小时到一天后出现灼热感红斑，继而蔓延为一片红色皮损。局部红、热、肿，有触痛感。表面紧张而有光泽，轮廓鲜明可分，也可出现脓疱、水疱或小面积的出血性坏死，好发于小腿、面部。诱发因素为手术伤口或鼻孔、外耳道、耳垂下方、肛门、阴茎和趾间存在裂隙；皮肤带有皲裂或溃疡炎症的致病菌；皮肤轻度擦伤，如因湿疹等反复搔抓、慢性小腿溃疡等。有些致病菌可潜伏于淋巴管内，引起复发。足癣患者也可诱发该病，一旦发生严重皮肤病变应积极治疗。乳腺癌患者腋部淋巴结清扫术后由于淋巴瘀滞，也易反复患丹毒。

极简速疗特效穴位　　委中　大椎　血海　曲池

1. 委中：散瘀活血，清热解毒

☆ **定位：**在腘横纹中点，当股二头肌肌腱与半腱肌肌腱的中间。

☆ **拔罐方法：**采取闪火法将罐吸附在穴位上，留罐10~15分钟。

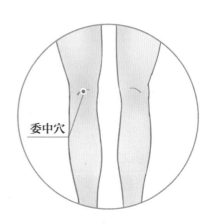

委中穴

2. 大椎：通经活络，益气补阳

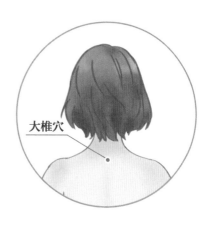

☆ **定位：**位于后正中线上，第七颈椎棘突下凹陷中。

☆ **拔罐方法：**用闪火法将罐吸附于点刺部位，留罐 10~15 分钟。

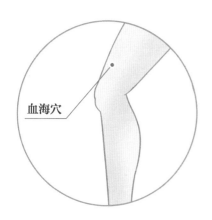

3. 血海：健脾化湿，调理经血

☆ **定位：**在大腿内侧，髌骨内侧端上 2 寸，当股四头肌内侧头的隆起处。

☆ **拔罐方法：**用闪火法将罐吸附于点刺部位，留罐 10~15 分钟。

4. 曲池：散瘀消肿，疏筋利节

☆ **定位：**肘横纹外侧端前缘部位。

☆ **拔罐方法：**用闪火法将罐吸附于点刺部位，留罐 10~15 分钟。

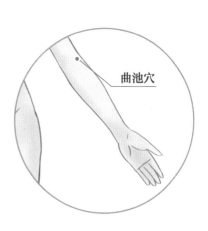

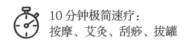

痤疮

痤疮，又称粉刺、青春痘，是由毛囊及皮脂腺阻塞、发炎所致的一种慢性炎症性皮肤病。好发于面部，也常发于上胸和肩背等处，常见于青春期男女。症状包括粉刺、丘疹、脓疱、结节、囊肿等。

本症多因青春期性腺成熟，皮脂腺代谢旺盛，排泄增多，皮脂堵塞毛囊口，再激发细菌感染所致。

中医认为，本症常由肺经风热阻于肌肤所致；或因过食肥甘、油腻、辛辣食物，脾胃蕴热，湿热内生，熏蒸于面而成；或因青春之体，血气方刚，阳热上升，与风寒相搏，郁阻肌肤所致。

极简速疗特效穴位　曲池　尺泽　足三里　三阴交

1. 曲池：散瘀消肿，疏筋利节

☆ **定位：**肘横纹外侧端前缘部位。

☆ **拔罐方法：**用闪火法将罐吸附于点刺部位，留罐10~15分钟。

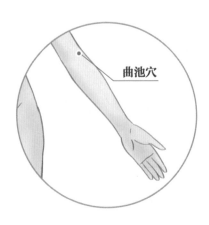

曲池穴

2.尺泽：泻火降逆，清热和中

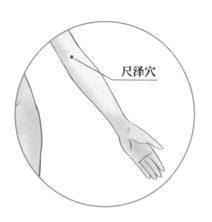

尺泽穴

☆ **定位：** 位于肘横纹中，肱二头肌肌腱桡侧凹陷处。

☆ **拔罐方法：** 采用留罐法，留罐10~15分钟。

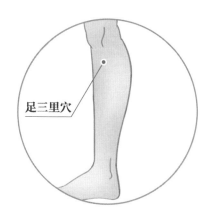

足三里穴

3.足三里：调理脾胃，燥化脾湿

☆ **定位：** 位于小腿前外侧，当犊鼻下3寸，距胫骨前缘一横指（中指）。

☆ **拔罐方法：** 用闪火法加压拔罐，留罐10分钟。

4.三阴交：调补肝肾，行气活血

☆ **定位：** 位于小腿内侧，当足内踝尖上3寸，胫骨内侧缘后方。

☆ **拔罐方法：** 用闪火法加压拔罐，留罐10分钟。

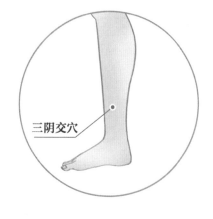

三阴交穴

急性腰扭伤

急性腰扭伤，多为腰部肌肉、筋膜、韧带等软组织因外力作用引起的急性撕裂伤。常发生于超负荷搬抬重物、姿势不正确、突然失足、腰部肌肉强力收缩时，可使腰骶部肌肉的附着点、骨膜、筋膜和韧带等组织撕裂。

患者伤后会出现腰部疼痛，呈持续性剧痛，腰部活动受限，不能挺直，俯、仰、扭转困难，次日可能局部出血、肿胀、腰痛加重。

预防急性腰扭伤，应尽量避免弯腰性强迫姿势工作时间过长。平时扛抬重物时应注意力集中或找人帮忙，要尽量让胸腰部挺直，髋膝部屈曲，起身时应以下肢用力为主。若长期在寒冷潮湿环境中工作，应多洗热水澡祛除寒湿，消除疲劳。

极简速疗特效穴位	大肠俞 肾俞 命门 委中

1. 大肠俞：理气化滞，疏调肠腑

☆ **定位**：俯卧位，在第四腰椎棘突下，腰阳关（督脉）旁开 1.5 寸处取穴，约与髂嵴高点相平。

☆ **拔罐方法**：用闪火法将罐吸附在穴位上，留罐 10 分钟。

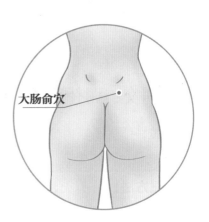

大肠俞穴

2. 肾俞：补益脾肾，强健腰肌

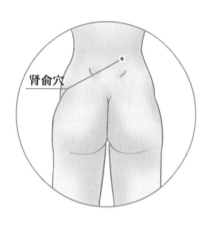

☆ **定位：** 位于腰部，当第二腰椎棘突下，旁开 1.5 寸。

☆ **拔罐方法：** 用闪火法将罐吸附在穴位上，留罐 10 分钟。

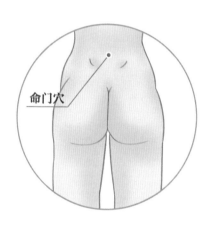

3. 命门：强健腰膝，正元固本

☆ **定位：** 在腰部，当后正中线上，第二腰椎棘突下凹陷中。

☆ **拔罐方法：** 用闪火法将罐吸附在穴位上，留罐 10 分钟。

4. 委中：散瘀活血，清热解毒

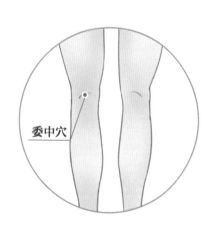

☆ **定位：** 在腘横纹中点，当股二头肌肌腱与半腱肌肌腱的中间。

☆ **拔罐方法：** 用闪火法将罐吸附在穴位上，留罐 10 分钟。

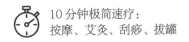
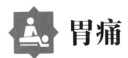 胃痛

胃痛，中医病症名，又称胃脘痛，主要症状是上腹胃脘部近心窝处疼痛。胃痛多由外感寒邪、饮食所伤、情志不畅或脾胃素虚等因素引起胃气郁滞、失于和降。常见于急慢性胃炎、胃溃疡、十二指肠溃疡、胃黏膜脱垂、胃下垂、胰腺炎、胆囊炎及胆石症等。胃痛还常伴有食欲不振、恶心呕吐、泛酸嗳气等上胃肠道症状。胃痛常见于中青年，多有反复发作病史。天气变化、恼怒、劳累、暴饮暴食、饥饿，饮食生冷干硬、辛辣烟酒，或服用有损脾胃的药物等都可成为诱因。胃痛患者应保持良好的生活习惯，饮食规律，情绪乐观，避免过度劳累，忌暴饮暴食、饥饱不匀，少食浓茶、咖啡、烟酒和辛辣食物等。

极简速疗特效穴位　梁门　中脘　内关　足三里

1. 梁门：和胃理气，健脾调中

☆ **定位：**位于人体的上腹部，当脐中上 4寸，距前正中线 2 寸。

☆ **拔罐方法：**用闪火法将罐吸附在穴位上，留罐 10~15 分钟。

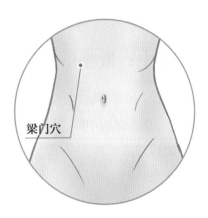

梁门穴

2.中脘：和胃健脾，降逆利水

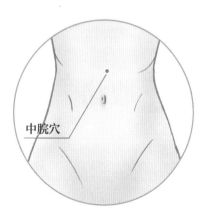

☆ **定位：** 位于上腹部，前正中线上，当脐中上4寸。

☆ **拔罐方法：** 用闪火法将罐吸附在穴位上，留罐10~15分钟。

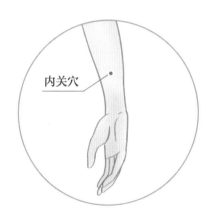

3.内关：理气宽胸，和胃降逆

☆ **定位：** 位于前臂正中，腕横纹上2寸，在桡侧腕屈肌肌腱和掌长肌肌腱之间。

☆ **拔罐方法：** 用闪火法将罐吸附在穴位上，留罐10~15分钟。

4.足三里：生发胃气，燥化脾湿

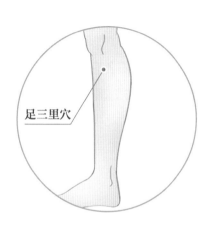

☆ **定位：** 位于小腿前外侧，当犊鼻下3寸，距胫骨前缘一横指（中指）。

☆ **拔罐方法：** 用闪火法将罐吸附在穴位上，留罐10~15分钟。

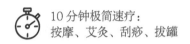
腹痛

腹痛，指胃脘以下、耻骨毛际以上部位的疼痛，是临床常见的症状。多由腹内组织或器官受到某种强烈刺激或损伤、胸部疾病及全身性疾病所致。常见于消化不良、胃肠痉挛、肠梗阻、肠粘连等病症。

腹痛常与脏器病变有关，如绞痛表示空腔脏器梗阻，胀痛常因内脏包膜张力增大，或空腔器官胀气扩张所致。由于个体差异，有时疼痛的程度也并不能反映病变的程度。

中医认为，腹痛病因主要为外感时邪、饮食不节、情志失调和阳气素虚等。

极简速疗特效穴位	大横　中脘　天枢　足三里

1. 大横：温中散寒，调理胃肠

☆ **定位**：在腹中部，距离肚脐大约 1 横掌的位置，左右各有一穴。

☆ **拔罐方法**：采用留罐法，留罐 10~15 分钟。

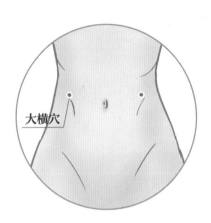

大横穴

2.中脘：和胃健脾，降逆利水

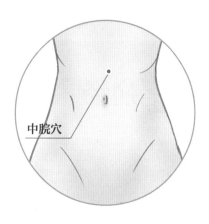

中脘穴

☆ **定位：** 位于上腹部，前正中线上，当脐中上4寸。

☆ **拔罐方法：** 用闪火法将罐吸附在穴位上，留罐10~15分钟。

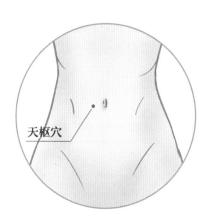

天枢穴

3.天枢：通调脏腑，理气行滞

☆ **定位：** 在腹中部，脐中旁开2寸处。

☆ **拔罐方法：** 采用留罐法，留罐10~15分钟。

4.足三里：生发胃气，燥化脾湿

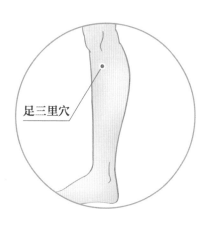

足三里穴

☆ **定位：** 位于小腿前外侧，当犊鼻下3寸，距胫骨前缘一横指（中指）。

☆ **拔罐方法：** 用闪火法将罐吸附在穴位上，留罐10~15分钟。

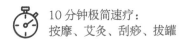
痛经

痛经也是女性经期的常见病症之一。指行经前后或经期出现下腹部疼痛、坠胀，伴有腰酸，重症者会头晕、恶心、乏力、呕吐、腹泻、面色苍白、冷汗不止，甚则昏厥。痛经分为原发性痛经和继发性痛经两类，原发性痛经指生殖器官无器质性病变的痛经；继发性痛经指由盆腔器质性疾病，如子宫内膜异位症、子宫腺肌病等引起的痛经。痛经也常与精神因素、内分泌等因素有关。痛经者在经期前中后忌食辛辣生冷，喝一点红糖水或一小杯葡萄酒，腹部用暖水袋或暖宝宝等保暖，可预防痛经发作。经期禁游泳、盆浴、冷水浴。

中医认为，痛经多因情志郁结，或经期受寒，以致经血滞于胞宫；或体质素弱，胞脉失养引起疼痛。

极简速疗特效穴位　中极　归来　关元　三阴交

1. 中极：补肾调经，清热利湿

☆ **定位**：在腹部，前正中线上，脐下4寸。

☆ **拔罐方法**：采用留罐法，留罐10~15分钟。

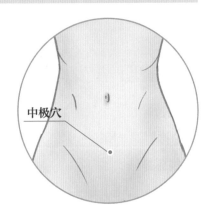

中极穴

2. 归来：温经散寒，行气止痛

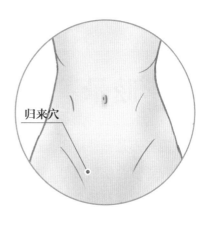

☆ **定位：**位于下腹部，当脐中下 4 寸，距前正中线 2 寸。

☆ **拔罐方法：**采用留罐法，留罐 10~15 分钟。

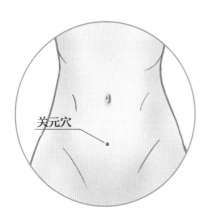

3. 关元：培肾固本，温阳补气

☆ **定位：**仰卧取穴，在脐下 3 寸（四指横放），腹中线上。

☆ **拔罐方法：**用闪火法将罐吸附在穴位上，留罐 10~15 分钟。

4. 三阴交：调补肝肾，行气活血

☆ **定位：**位于小腿内侧，当足内踝尖上 3 寸，胫骨内侧缘后方。

☆ **拔罐方法：**用闪火法将罐吸附在穴位上，留罐 10~15 分钟。

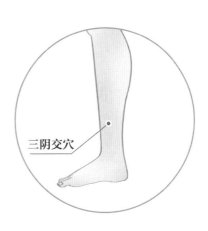

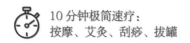
眩晕

　　眩晕不是一种疾病，而是某些疾病的症状之一。眩晕分为真性眩晕和假性眩晕。真性眩晕由眼、本体觉或前庭系统疾病引起，有明显的外物或自身旋转感。假性眩晕多由全身系统性疾病引起，如心血管疾病、脑血管疾病、贫血、尿毒症、药物中毒及神经官能症等，没有明确转动感。

　　中医认为，眩晕主要因髓海不足、气血亏虚、清窍失养、痰浊壅遏或化火上蒙脑窍而发病。眩晕多由情志、饮食内伤、体虚久病、失血劳倦及外伤等病因，引起风、火、痰、瘀上扰清空或精亏血少，清窍失养而致。

极简速疗特效穴位　　膈俞　气海　三阴交　悬钟

1.膈俞：活血通脉，理气宽胸

☆ **定位：**在背部，第七胸椎棘突下，两侧旁开1.5寸。

☆ **拔罐方法：**用闪火法将罐吸附在穴位上，留罐5~10分钟。

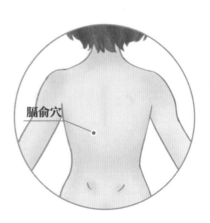

膈俞穴

2.气海：益气助阳，调经固精

☆ **定位：**在下腹部，前正中线上，当脐中下1.5寸。

☆ **拔罐方法：**用闪火法将罐吸附在穴位上，留罐5~10分钟。

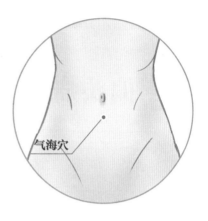

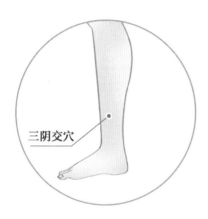

3.三阴交：调补肝肾，行气活血

☆ **定位：**位于小腿内侧，当足内踝尖上3寸，胫骨内侧缘后方。

☆ **拔罐方法：**用拔罐器将罐吸附在穴位上，留罐10分钟。

4.悬钟：平肝熄风，疏经止痛

☆ **定位：**在小腿外侧，当外踝尖上3寸，腓骨前缘。

☆ **拔罐方法：**用拔罐器将罐吸附在穴位上，留罐10分钟。

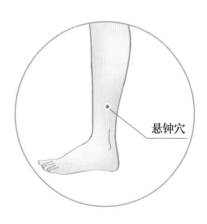

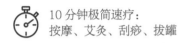

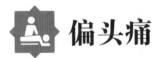 # 偏头痛

偏头痛属慢性原发性头痛，是一类有家族发病倾向的周期性发作疾病。头痛多为偏侧搏动性疼痛，可伴有恶心、呕吐，光、声等刺激可加重头痛，多起病于儿童和青春期，中青年为发病高峰。

偏头痛病因并不明确，一般与遗传因素、饮食、精神状态、内分泌等有关。其中，约60%的患者都有家族史，偏头痛患者亲属出现偏头痛的风险是一般人群的3~6倍。偏头痛目前并无特效治疗方法，可远离奶酪、巧克力、柑橘类、腌渍沙丁鱼、鸡肝、西红柿、牛奶、乳酸饮料等酪胺类食物，减少饮酒，放松心情，多做瑜伽等运动。

极简速疗特效穴位 心俞 肝俞 印堂 太阳

1. 心俞：安神定气，醒脑开窍

☆ **定位：** 在背部，当第五胸椎棘突下，后正中线旁开1.5寸。

☆ **拔罐方法：** 用闪火法将罐吸附在穴位上，留罐10~15分钟。

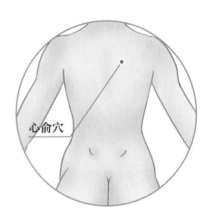

心俞穴

2. 肝俞：疏肝理气，降火退热

☆ **定位：** 在背部，第九胸椎棘突下，旁开 1.5 寸处。

☆ **拔罐方法：** 用闪火法将罐吸附在穴位上，留罐 10 分钟。

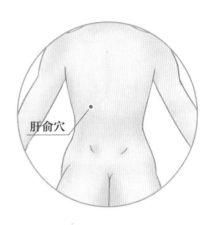

肝俞穴

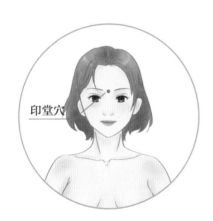

印堂穴

3. 印堂：清头明目，通行气血

☆ **定位：** 位于额部，在两眉头之中间。

☆ **拔罐方法：** 用拔罐器将罐吸附在穴位上，留罐 10 分钟。

4. 太阳：清肝明目，通络止痛

☆ **定位：** 位于耳郭前面，前额两侧，外眼角延长线的上方。

☆ **拔罐方法：** 用拔罐器将罐吸附在穴位上，留罐 10 分钟。

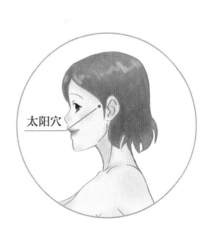

太阳穴

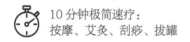
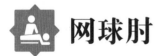 网球肘

网球肘，为肱骨外上髁炎，因网球运动员易患此病而得名。本病多发病缓慢，患者自觉肘关节外上方活动痛，疼痛可向上或向下放射，酸胀不适，肘关节屈伸不受影响，但前臂旋转活动时可致疼痛。

本病主要由慢性劳损、急性扭伤和拉伤等引起。患者疼痛时手无法用力握物、提壶、拧毛巾，重者肘部疼痛、僵硬，手指伸直、伸腕或拿筷子时也可引起疼痛。

网球肘患者被确诊应及时中止涉及肘关节的运动，完全康复并纠正错误动作后再继续运动。平时打球时，可在前臂肌腹处缠绕弹性绷带或佩戴护腕、护肘等，可减轻疼痛。

极简速疗特效穴位　手三里　肘髎　外关　尺泽

1. 手三里：通经活络，调理肠胃

☆ **定位：** 位于前臂背面桡侧，当阳溪与曲池连线上，肘横纹下2寸。

☆ **拔罐方法：** 采用留罐法，留罐10~15分钟。

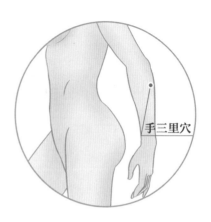

手三里穴

2.肘髎：舒筋活络，泻湿散寒

☆ **定位：** 在人体上臂外侧，屈时，曲池上方1寸，肱骨边缘处。

☆ **拔罐方法：** 采用留罐法，留罐10~15分钟。

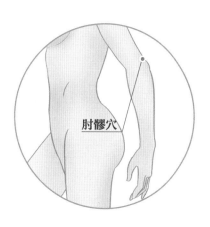

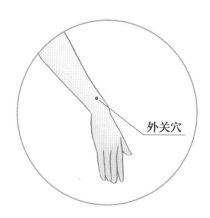

3.外关：祛火疏络，清热解表

☆ **定位：** 位于前臂背侧，当阳池与肘尖的连线上，腕背横纹上2寸，尺骨与桡骨之间。

☆ **拔罐方法：** 采用留罐法，留罐10~15分钟。

4.尺泽：泻火降逆，清热和中

☆ **定位：** 位于肘横纹中，肱二头肌肌腱桡侧凹陷处。

☆ **拔罐方法：** 采用留罐法，留罐10~15分钟。

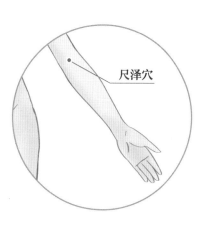

163

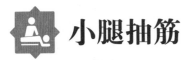
小腿抽筋

小腿抽筋，又称腓肠肌痉挛。指腓肠肌突然发作强直性痛性痉挛，牵掣、疼痛难忍，持续数十秒至数分钟或更久。多发生于小腿，尤其常见半夜抽筋痛醒，影响睡眠。

本病症可由寒冷刺激、出汗过多、疲劳过度、睡眠不足、缺钙、睡眠姿势不好、动脉硬化等引起。剧烈运动时若发生小腿抽筋，要马上抬起脚趾，慢慢地伸直腿部，待疼痛消失后进行按摩。游泳时发生小腿抽筋，用抽筋小腿对侧的手，握住抽筋腿的脚趾，用力向上拉，同时用同侧的手掌压在抽筋小腿的膝盖上，帮助小腿伸直。半夜出现时，可用脚趾抵住墙壁，将腿部慢慢伸直，直到疼痛、抽筋缓解，然后进行按摩。

极简速疗特效穴位	肾俞　承山　委中　三阴交

1. 肾俞：补益脾肾，强健腰肌

☆ **定位**：位于腰部，当第二腰椎棘突下，旁开 1.5 寸。

☆ **拔罐方法**：用闪火法将罐吸附在穴位上，留罐 10 分钟。

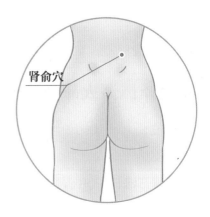

肾俞穴

2.承山：理气止痛，疏经活络

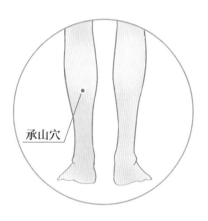

☆ **定位**：在小腿后面正中，委中与昆仑之间，当伸直小腿或足跟上提时腓肠肌肌腹下出现尖角凹陷处。

☆ **拔罐方法**：采取闪火法将罐吸附在穴位上，留罐10~15分钟。

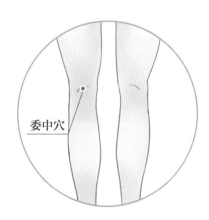

3.委中：散瘀活血，清热解毒

☆ **定位**：在腘横纹中点，当股二头肌肌腱与半腱肌肌腱的中间。

☆ **拔罐方法**：用闪火法将罐吸附在穴位上，留罐10分钟。

4.三阴交：调补肝肾，行气活血

☆ **定位**：位于小腿内侧，当足内踝尖上3寸，胫骨内侧缘后方。

☆ **拔罐方法**：用拔罐器将罐吸附在穴位上，留罐10分钟。

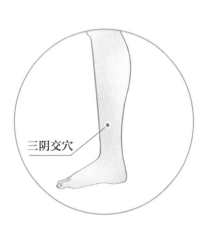

带状疱疹

带状疱疹是由水痘－带状疱疹病毒引起的急性感染性皮肤病，一般有单侧性和按神经节段分布的特点，成簇水疱呈带状分布，痛如火燎，年龄越大，神经痛越重。可发于身体的任何部位，但以腰背多见。本病多发于成人，以及春秋季节，发病率随年龄增大而上升。若免疫力低下的儿童感染后，可引起水痘，也有部分患者被感染后成为带病毒者而不发生症状。

中医称"蛇串疮"，多因情志内伤、肝郁气滞、日久化火致肝胆火盛、外受毒邪而发。

极简速疗特效穴位	大椎　肺俞

1. 大椎：通经活络，益气补阳

☆ **定位：** 位于后正中线上，第七颈椎棘突下凹陷中。

☆ **拔罐方法：** 用闪火法将罐吸附于点刺部位，留罐10~15分钟。

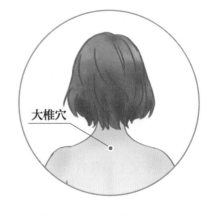

大椎穴

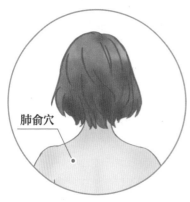

肺俞穴

2. 肺俞：调补肺气，止咳平喘

☆ **定位：** 在背部，当第三胸椎棘突下，旁开1.5寸（两横指）。

☆ **拔罐方法：** 采取闪火法将罐吸附在穴位上，留罐10~15分钟。